AF315439

DEPOT LEGAL
92.196

Dᴿ Marcel CHAPON

DE L'UNIVERSITÉ DE PARIS
ANCIEN AIDE D'ANATOMIE
DE L'ÉCOLE DE MÉDECINE DE DIJON
ANCIEN EXTERNE DES HÔPITAUX DE PARIS
ANCIEN EXTERNE
DE LA MATERNITÉ DE L'HÔPITAL TENON
MÉDAILLE DE BRONZE
DE L'ASSISTANCE PUBLIQUE

Soixante-deux Cas
D'Appendicite
Opérés

PARIS

Jules ROUSSET
36, RUE SERPENTE

1901

A MES PARENTS

A M. LE DOCTEUR POIRIER

Chirurgien des Hôpitaux
Professeur agrégé à la Faculté de médecine de Paris
Chevalier de la Légion d'honneur

A MON PRÉSIDENT DE THÈSE

M. LE PROFESSEUR BERGER

Chirurgien des Hôpitaux
Professeur de médecine opératoire à la Faculté de Paris
Membre de l'Académie de médecine
Chevalier de la Légion d'honneur

SOIXANTE-DEUX CAS D'APPENDICITE OPÉRÉS

INTRODUCTION

Les soixante-deux observations d'appendicite que nous rapportons dans notre thèse ont été prises ces deux dernières années à l'hôpital Tenon dans le beau service de M. le docteur Poirier.

Elles constituent l'ensemble des faits observés à l'hôpital durant ces deux années 1899 et 1900 ; quelques-unes sont relatives à des malades de ville.

Tous les malades ont été opérés par un procédé identique : *Toujours sous toutes leurs formes et à tous leurs degrés les appendicites aiguës ont été opérées le plus largement et le plus rapidement possible.*

Au total pour les années 1899 et 1900, sur 62 intervention, 59 guérisons, 3 décès.

Nous n'avons pu avoir toutes les observations de ville, il eût été curieux en effet, de comparer les guérisons chez ces malades opérés trop souvent après des hésitations, temporisations, atermoiements, en somme du temps perdu. de comparer, disons-nous, ces résultats de la ville avec ceux d'un hôpital où l'on opère de parti pris toute appendicite aiguë dans les trois heures qui suivent son entrée.

Cependant ces résultats, nous les connaissons, ils nous ont été fournis par les chiffres que M. le docteur Poirier présentait cette année même 23 janvier, à la Société de chirurgie :

« En 1899 opérations en ville, 7 cas, 11 en 1900; sur ce
« total de 18, il faut retrancher 4 opérations d'appendi-
« cite à froid, restent 14 cas d'appendicite aiguë sur
« lesquels 4 insuccès. »

Certes il n'est pas difficile de saisir les raisons de cette différence, nous les avons déjà indiquées et nous aurons l'occasion d'y revenir. D'ailleurs des raisons identiques peuvent intervenir chez certains hospitalisés (*refus de l'opération, erreur de diagnostic, en un mot retard de l'opération*), et c'est même dans TROIS OPÉRATIONS TARDIVES que nous avons enregistré TROIS MORTS.

Nous passerons rapidement en revue, l'historique, l'étiologie, la symptomatologie, l'anatomie pathologique, le diagnostic et nous étudierons le traitement, *répétant souvent qu'il faut, dans toute appendicite aiguë, opérer le plus largement et le plus rapidement possible*, enfin nous fixerons plus spécialement notre attention sur les observations que nous avons voulues aussi complètes et précises que possible.

Nous remercions tout particulièrement M. le docteur Poirier qui a bien voulu nous fournir nombre d'observations de ville et dont les conseils éclairés nous ont guidé dans nos recherches. Ce n'est pas au surplus notre seule dette de reconnaissance à son endroit.

PREMIÈRE PARTIE

CHAPITRE PREMIER

Historique.

1° Phase anatomique. Observations éparses. Travaux de Mélier. — 2° Phase médicale. Existence de l'appendicite contestée. Règne de la typhlite et de la pérityphlite. — 3° Phase chirurgicale. Travaux de ces quinze dernières années.

L'histoire de l'appendicite comprend trois phases distinctes.

Dans la première phase, la maladie est découverte et étudiée surtout sur le cadavre ; c'est la phase *anatomique.*

Dans la seconde, son existence est contestée ; les accidents sont imputés à l'inflammation du cœcum ; c'est la phase *médicale.*

Dans la troisième, l'appendicite prend la place qui lui appartiendra définitivement, puisqu'elle est justiciable de la seule thérapeutique chirurgicale, c'est la phase *chirurgicale.*

1° Phase anatomique.

Au commencement du siècle dernier, des médecins observèrent *quelques cas graves où par l'autopsie* on reconnut que la mort pouvait être attribuée à une maladie de l'appendice.

Ex. : *En 1808, Jadelot* vit à sa clinique un malade qui à l'autopsie lui offrit des vers lombricoïdes entassés dans cet organe. Un peu plus tard *Leroux* fit voir des calculs stercoraux engagés dans l'appendice et accompagnés d'inflammation et de gangrène de cet organe.

En 1817, la *Gazette de santé* publia une observation sur des accidents mortels provenant de l'introduction d'une noix de cacao dans l'appendice. Ce ne fut qu'en 1821 que *Louyer Villermay* lut à l'Académie de médecine deux observations d'après lesquelles il conclut à l'importance de la pathologie de l'appendice ; mais c'est à *Mélier* (1) que l'on doit la première étude d'ensemble de l'affection. Mélier avait même prévu la possibilité de guérir la lésion par l'excision de l'appendice. Briquet et Malespine en France, Stokes Hancock en Angleterre s'en occupèrent.

2° Phase médicale.

Elle date des travaux de Dance (2), de Ménière (3), d'Albers (4). Pour ces auteurs, les phénomènes vus par

(1) Mélier.—*Journ. de méd., de chir. et de pharm.*, 1827, p. 317.
(2) Dance et Husson. — *Répert. d'anat. et de phys.*, 1827.
(3) Ménière. — *Archiv. gén. de méd.*, 1828, 1re série, t. xvii, p. 188 et 513.
(4) Albers. — Traduit par le journ. l'*Expérience*, 1839, p. 129.

Mélier et attribués par lui à l'appendicite sont dus à l'inflammation du cæcum. C'est le règne de la typhlite, de la pérityphlite. En dépit des protestations de nombreux auteurs : Grisolle, Forget. Leudet, la doctrine de la typhlite et de la pérityphlite s'est maintenue jusqu'à ces dernières années.

3° PHASE CHIRURGICALE.

La typhlite cède de nouveau le pas à l'appendicite. Il a fallu pour cela le concours et des recherches entreprises sur le cadavre et des constatations faites sur le vivant.

Les chirurgiens américains démontrèrent par une intervention hâtive que les accidents rapportés à l'inflammation du cæcum n'étaient dus en réalité qu'à des lésions appendiculaires, le cæcum étant indemne.

De plus des recherches anatomiques de Trèves et de Tuffier établirent que contrairement à l'opinion reçue, le cæcum était complétement entouré par le péritoine, son inflammation ne pouvait donc avoir aucune tendance à gagner le tissu cellulaire de la fosse iliaque.

C'est à Réginold Fitz en Amérique, à Sonnesburg en Allemagne, à Macdougall en Angleterre, à Roux de Lausanne en Suisse, à Talamon et Dieulafoy en France et à bien d'autres, que revient l'honneur d'avoir contribué à faire disparaître du cadre nosologique l'ancienne typhlite et de lui avoir substitué l'appendicite.

Nous ne citerons point tous les travaux de ces quinze dernières années sur l'appendicite, ils sont si nombreux qu'il faudrait un volume entier pour les énumérer.

Travaux éclairant des points particuliers de l'appendicite, travaux d'ensemble, nombreuses discussions au sein des diverses sociétés savantes, françaises et étrangères ; tous ces documents ont contribué à faire naître une thérapeutique nouvelle, vraiment efficace. la seule thérapeutique rationnelle que *Mélier* avait pu prévoir grâce à une analyse exacte des lésions, nous voulons dire *l'excision de l'appendice et de tout l'appendice*, traitement reposant sur une conception exacte de l'appendicite à laquelle nous ont acheminé tous les documents et des médecins et des chirurgiens dans ces quinze dernières années.

CHAPITRE II

Étiologie.

*Causes de l'appendicite en général, et plus spéciale-
ment de quelques causes ayant provoqué des phénomènes appendiculaires dans nos observations.*

CAUSES DE L'APPENDICITE EN GÉNÉRAL

De parti pris nous n'étudierons pas les questions de
terrain, hérédité, âge, sexe, troubles digestifs, fatigues
excessives, etc... Nous rappellerons seulement en passant,
qu'il est actuellement deux théories briguant l'honneur
d'expliquer l'appendicite, mais qui de plus en plus ten-
dent à se fusionner.

La théorie de la cavité close, que cette cavité soit produite par un corps étranger (calcul biliaire, calcul stercoral) comme le veut Talamon, ou par lithiase appendiculaire, tuméfaction des parois, flexion, torsion, etc....
comme le veut Dieulafoy.

La théorie de l'infection, l'infection étant au principe
et l'occlusion devenant conséquence. Cette infection
aurait son point de départ dans le cæcum voisin, elle se
ferait par continuité dans les affections comme l'entérite
grippale, la fièvre typhoïde, la dysenterie, ou bien serait
la localisation sur le tissu adénoïde de l'appendice d'une
maladie générale, par voie sanguine.

Nous ne discuterons pas la valeur respective de ces opinions qui toutes sont bonnes en des cas variés ; aussi bien, comme nous le disions plus haut, des esprits éclectiques tendent-ils à les fusionner, à les grouper en un faisceau de causes variables suivant la diversité des cas.

DE QUELQUES CAUSES AYANT PROVOQUÉ DES PHÉNOMÈNES APPENDICULAIRES DANS NOS OBSERVATIONS.

1° *Dans une de nos observations la cause de l'appendicite fut une ligature placée sur l'appendice* lié au cours d'une intervention nécessitée par un kyste de l'ovaire.

En effet, si nous nous reportons à l'observation L, nous voyons décrites les lésions que portait l'appendice. Celui-ci était plaqué contre les vaisseaux iliaques et adhérait en outre au bord supérieur du ligament large dans la région du pédicule ovarien. Nous ne pouvons nous expliquer comment avait été faite la ligature comprenant l'appendice, mais il appert de l'opération pratiquée pour les phénomènes appendiculaires chroniques et récidivants, que la ligature comprenait l'appendice à sa partie terminale (voir détails, obs. L).

Cette observation vient merveilleusement à l'appui de la théorie de la cavité close. Elle en est une démonstration pour ainsi dire expérimentale.

2° Nous avons une autre observation également fort intéressante et qui nous montre les relations de cause à effet entre les phénomènes annexiels et appendiculaires. Cette observation trouve ici sa place ; la malade en faisant l'objet fut opérée pour salpingite double.

Voici le fait : Une femme souffrait du ventre depuis

plusieurs années ; elle souffrait surtout au moment des règles et elle avait eu à plusieurs reprises des accidents rappelant de fort loin une ébauche d'appendicite. Nous l'avons interrogée à ce sujet. Elle aurait eu deux ou trois fois des douleurs plus ou moins vives dans la fosse iliaque droite, douleurs passagères débutant assez rapidement et s'amendant après quelques instants, elle se reposait quelques heures et tout rentrait dans l'ordre. Aucun mouvement fébrile, état général nullement inquiétant.

Les douleurs qui *la firent entrer à l'hôpital n'avaient aucun caractere appendiculaire*, localisées au bas-ventre, irradiant dans les cuisses. Le toucher d'ailleurs donnait des signes évidents de masses salpingiennes doubles : Annexes douloureuses de la grosseur d'un orange ; le diagnostic de salpingite double fut posé ; pas de fièvre, état général bon.

La malade fut opérée au mois de mars 1901 par M. Poirier.

Le ventre est ouvert, on voit les annexes gauches tombées dans le cul-de-sac postérieur, elles sont très adhérentes, elles sont petit à petit dégagées et excisées. A droite, les adhérences sont plus nombreuses encore ; une sorte de voile membraneux épais est jeté sur la partie terminale de l'appendice qu'il semble continuer. Ce voile membraneux est très vascularisé, des veines énormes (de la grosseur d'une plume d'oie) le sillonnent et force est de les ligaturer avant leur section (voir également obs. LIX, voir planche I).

L'extrémité de l'appendice se continuant avec cette

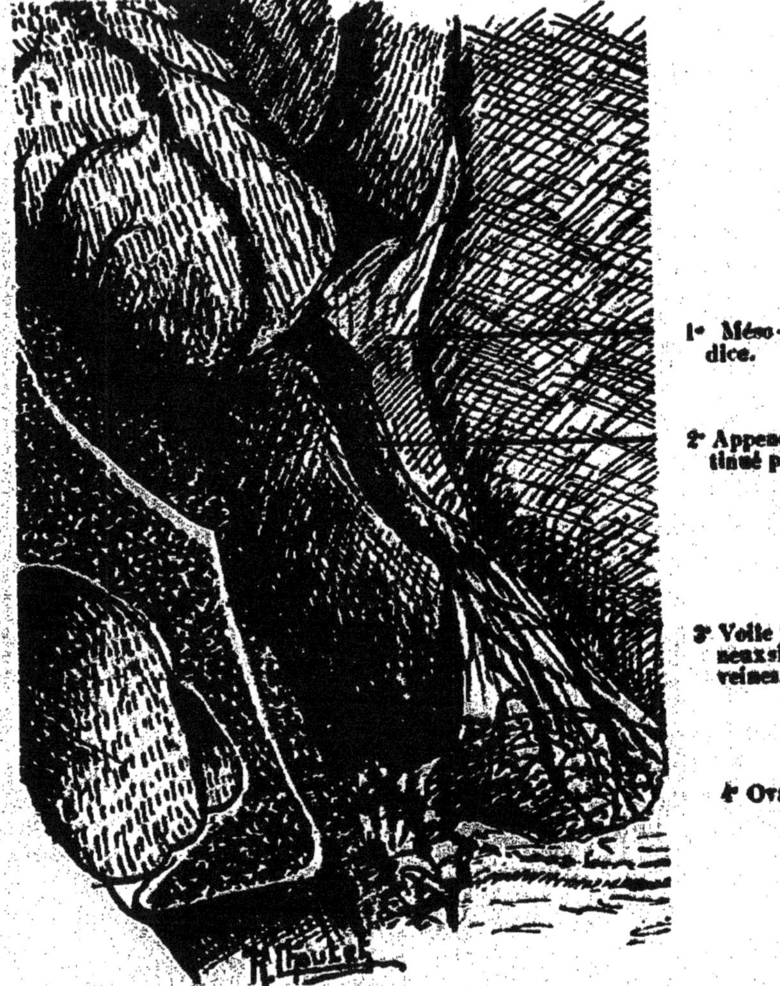

Planche I. — Ici on voit partant du cœcum l'appendice continué par
un voile membraneux, sillonné de grosses veines ; cette sorte
d'adhérence était fortement fixée à l'ovaire droit, elle fut ligatu-
rée, sectionnée et l'appendice réséqué

bride membraneuse est en même temps dégagée et celui-ci réséqué.

Il n'est guère douteux que les crises antérieures que nous n'osions pas avant l'opération cataloguer *crises appendiculaires* ne fussent en réalité des ébauches d'appendicite ; la traction, le tiraillement, le traumatisme, si nous voulons, produit par cette bride pouvaient provoquer des crises douloureuses ; mais d'autre part le tiraillement, le traumatisme de la bride cessant, l'appendice revenu à des conditions normales, la crise terrible était évitée.

Dans nos 62 cas d'appendicite opérés nous relevons deux cas semblables (voir obs. LIX et obs. XLIX). Dans l'une (obs. LIX), il existait une relation évidente entre la poussée congestive ovarienne coïncidant avec les règles et les poussées appendiculaires : dans l'observation XLIX les détails manquent.

Donc des adhérences peuvent se former sur un organe malade, envahir l'appendice vermiforme dont la mobilité est grande, peuvent l'envelopper et déterminer toute une gamme de lésions et ainsi empêcher sa nutrition normale.

Le colibacille, hôte habituel de l'appendice, aura une proie facile, et l'appendicite sera constituée. De plus des bacilles divers charriés au niveau des adhérences et partant des lésions infectieuses premières (venant ici des pyosalpinx) peuvent aider à l'exaltation de virulence du colibacille et faire de l'appendicite une infection complexe.

CHAPITRE III

Anatomie pathologique.

Lésions de l'appendice. — Indications des principales localisations appendiculaires chez nos malades (abcès rétro-cœcaux, latéro-cœcaux, pré-cœcaux, au milieu de la masse d'intestins grêles, sous-hépatiques, vésical). — Pelvi-péritonite. — Péritonite adhésive localisée. — Péritonite généralisée suppurée, péritonite septique non suppurée. — De quelques particularités de la paroi abdominale vues chez plusieurs de nos malades.

I. Lésions de l'appendice rencontrées
chez nos malades

Nous ne ferons qu'indiquer les lésions macroscopiques des appendices enlevés chez nos malades.

De tous les appendices enlevés chez nos malades, nous avons pu en former trois catégories :

1re Catégorie. Appendicites non calculeuses. — Les uns en érection, tuméfiés, perforés ou non et sans calcul ni coudure, présentent une muqueuse enflammée ; les lésions prédominent sur diverses parties, tantôt la partie terminale est touchée, d'autres fois la partie moyenne. Si une perforation existe, elle est petite, arrondie. (Voir obs. I, VI, VII, IX, etc.

2° Catégorie. Appendicites calculeuses. — Un certain nombre d'appendices excisés, perforés ou non, contiennent un ou plusieurs calculs stercoraux. Les calculs sont quelquefois petits et nombreux. (Voir obs. XIX).

D'autres fois, un seul calcul oblitère la lumière de l'appendice. (Voir obs. VIII, XXVII).

3° Catégorie. Appendicites avec brides ou coudures. — Dans ce troisième groupe, les appendices sont entourés de brides péritonéales, ils présentent une ou deux coudures et dans un cas il y avait ligature de l'appendice. (Voir obs. XII, XVII, XLIX, L, et obs. LIX).

II. LOCALISATIONS PÉRI-APPENDICULAIRES.

Les exemples d'abcès latéro-cœcaux, pré-cœcaux ou rétro-cœcaux sont nombreux, leur volume varie de la grosseur d'une mandarine à celle des deux poings. Le plus souvent ils entourent l'appendice qui ne forme plus qu'une masse unique avec eux. L'abcès peut se développer au milieu de la masse intestinale. (Voir obs. XIII et obs. XXIV.)

A) Ces abcès occupent tous par rapport au *cœcum normalement placé* une situation variable comme l'appendice lui-même par rapport au cœcum (1).

(1) LAFFARGUE. — Ia *thèse*, Lyon, 1873. Des tumeurs primitives de l'appendice vermiculaire.

Chez nos malades nous les avons vus : 1° rétro-cœcaux ; 2° pré-cœcaux ; 3° au milieu de la masse intestinale (voir obs. XXIV et obs. XXXIX). En effet la longueur de l'appendice est fort variable, aussi peut-il chez certains malades s'ouvrir au milieu de la masse d'intestin grêle et y développer un abcès. Dans ces cas on comprend la gravité de la localisation. Diverses anses peuvent s'ulcérer, se couvrir de néo-membranes, s'accoler les unes aux autres. On aura alors toujours de la péritonite plus ou moins étendue.

B) Telles sont les principales localisations périappendiculaires lorsque le cœcum est en situation normale, voyons maintenant le cas où le cœcum n'a pas la situation iliaque qu'on lui reconnaît comme habituelle (1).

L'abcès péricœcal affectera dès lors une situation très différente. — *Le cœcum est très haut*, l'appendice remonte sous la face inférieure du foie (voir obs. I et VI), il est périombilical ou prérénal ; le cœcum au contraire est bas situé, dans le petit bassin, l'appendice le suit ; dans ce cas on a un abcès pelvien, périvésical (voir obs. XIII) avec tous les phénomènes d'une cystite et péricystite grave, ou bien il est *périutérin* (voir obs. XXV et XXVIII).

C) Enfin le cœcum est dans une hernie, l'abcès aura un siège variable avec la nature de la hernie et se présentera comme un phlegmon herniaire (2).

Mais n'oublions pas que quel que soit leur siège, ces abcès peuvent s'ouvrir ou dans la cavité péritonéale ou

(1) LHOTTE. — La situation du cœcum chez l'enfant. *Bull. de la Soc. anat.*, 1891.
(2) OSTY. — *In thèse*, Paris. 1900. De l'appendicite herniaire.

dans un des viscères voisins. (Voir obs. XIII, l'abcès s'est ouvert dans la vessie; obs. XLV, obs. XLII, l'abcès s'est ouvert dans l'iléon à 14 centimètres de la valvule.)

Dans nos observations, toujours l'appendice a été trouvé en continuité avec l'abcès et formait avec lui une masse souvent unique.

D) Nous n'avons pas vu d'abcès à distance ; toutes les localisations aiguës que nous avons relevées dans nos 62 observations étaient toutes accompagnées de l'appendice perforé ou porteur de profondes lésions.

III. — PELVI-PÉRITONITE

Dans les observations XIII et XLV il y avait plus qu'une simple localisation pelvienne, il y avait pelvipéritonite, pus dans le bassin.

Les observations XIII et XLV ne sont point les seules de nos observations où nous ayons vu des manifestations de pelvi-péritonite (voir obs. XVII, XVIII, XXV, XXVIII, XLV, LIII). Il est vrai de dire, que tantôt la pelvipéritonite était sous la dépendance de l'appendicite, d'autres fois elle en était indépendante et due à des lésions des trompes.

IV. — PÉRITONITE ADHÉSIVE LOCALISÉE

A côté de cette forme localisée de péritonite périvésicale et périutérine, il est une forme que nous avons rencontrée dans plusieurs observations, et qui n'est constituée que par des lésions très localisées et des adhérences glutineuses et molles; nous voulons parler de la *péritonite adhésive* décrite dans les auteurs classiques.

Elle n'est pas à vrai dire une forme anatomique spéciale, elle n'est qu'une péritonite au début. Nous en avons vu de nombreux cas puisque notre intervention était précoce et devançait la péritonite généralisée qui serait survenue sans l'opération.

(Voir obs. IV, XI, XXXII, XXXIV, XLII, LIV, LX.)

V. — Péritonite généralisée

L'intervention fut aussi hâtive que possible dans tous les cas que nous présentons, et pourtant il nous a été donné de voir un très grand nombre de péritonites généralisées purulentes, et quelques septicémies péritonéales.

A) Péritonites généralisées purulentes. — Voici comme elles se sont présentées habituellement: un liquide purulent s'écoulait à l'ouverture de la paroi, une odeur infecte s'en dégageait, des adhérences plus ou moins nombreuses s'étaient développées autour du cœcum et semblaient rayonner autour de ce centre; elles étaient quelquefois fort résistantes au niveau de la fosse iliaque droite et circonscrivaient des collections purulentes plus ou moins vastes, absolument indépendantes les unes des autres; au delà de la région cœcale les adhérences étaient moins résistantes, les lésions consistaient quelquefois en petits abcès épars semés çà et là sur le péritoine.

Souvent, à voir des lésions si étendues nous pensions que les phénomènes symptomatiques remontaient à plusieurs jours (5 ou 6 jours) et, pas du tout, les malades affirmaient être en pleine santé 48 heures avant l'opération. Et ces observations ne sont point rares ; mais elles constituent l'ensemble de nos péritonites généralisées (voir obs. II, IX, XVII, XXVIII, XXXI, XLIII et LXII).

Nous avons déjà dit au chapitre des symptômes que les phénomènes se précipitaient d'une façon foudroyante, et telle malade (obs. XXXII) qui était prise de douleurs brusques avec quelques phénomènes généraux, voyait dès le deuxième jour son état s'aggraver. *C'est donc bien rapidement qu'un état général très alarmant peut succéder à des phénomènes quelquefois minimes au début. Chez ces malades les lésions péritonéales sont tantôt fort étendues, tantôt peu développées* (voir obs. II, VII, IX, XXXI).

En effet nous vîmes des températures élevées, un pouls misérable, des phénomènes généraux graves, (facies anxieux, respiration irrégulière, etc...) et cependant les lésions péritonéales n'étaient point évidentes ; quelques adhérences molles, un peu de rougeur sur la séreuse et c'étaient les seules lésions d'une péritonite que l'on croyait très étendue (voir obs. précédemment indiquées).

Donc, disons-le en passant, il n'existe pas toujours de rapports évidents entre les lésions et les symptômes, nous aurons du reste à revenir sur cette question importante à l'article du diagnostic (1).

B) Cette proposition est encore vraie dans les formes

(1) « J'accepte, disait Quénu à la Société de chirurgie (séance du 22 mars 1899), j'accepte l'intervention même pour les cas subaigus. Le pouls, la défense musculaire sont des signes illusoires. »

extrèmement graves de péritonites septiques diffuses
dont nous rapportons quelques cas (voir obs. III, XXIV,
XXVI, XXXIII, XXXV). Mais ces formes différentes
au point de vue du pronostic ne sont pas cliniquement
définissables (1). Elles ne l'étaient pas toujours dans nos
observations, et nous nous empresserons de dire que souvent le diagnostic de « *forme anatomique* » n'était fait
qu'à l'opération.

VI. — DE QUELQUES PARTICULARITÉS DE LA PAROI ABDOMINALE VUES CHEZ PLUSIEURS DE NOS MALADES

L'incision latérale est pratiquée (voir ch. VI §2, manuel
opératoire), la peau capitonnée ou non d'une épaisse
couche de graisse est sectionnée, le tissu celluleux traversé, et l'on est sur les plans aponévrotiques en dehors
du grand droit. A ce niveau on remarque chez plusieurs
malades (voir obs. X, XVI, XXIII) un épaississement
notable de ces plans, ils sont plissés longitudinalement et
comme fripés (nous rapportons ici la description de l'observation X), ils donnent au doigt la sensation d'un
cordon fibreux et rigide, la section de l'aponévrose à
leur niveau est plus épaisse. Tel est le fait, nous n'avons
nullement l'intention d'en interpréter la genèse. Nous
dirons cependant au chapitre des symptômes (voir ch. IV)
qu'il ne faut point trop se hâter de localiser dans la
fosse iliaque droite un abcès ou une masse épiploïque
qui pourraient bien être quelquefois un de ces épaississements aponévrotiques.

(1) Voir monographie clinique de Leguen, 1899, Traitement de
l'appendicite, p. 4.

CHAPITRE IV

Symptômes. — Formes cliniques.

*Phénomènes prémonitoires. — Brusquerie du début. —
Signes physiques, spécialement de quelques particularités fournies par la palpation abdominale. — Phénomènes généraux. — Principales formes cliniques
relevées chez nos malades.*

1° PHÉNOMÈNES PRÉMONITOIRES

L'affection peut débuter et débute en réalité souvent
dans l'état de parfaite santé. Cependant il est possible de
déceler à maintes reprises dans les antécédents du malade
des troubles digestifs qui constituent de véritables prodro-
mes de l'appendicite. — Jules Simon les a décrits dans un
travail intitulé : « Des accidents prémonitoires des typhli-
tes, pérityphlites et appendicites. » (*Bull. méd.*, septembre 1891, p. 849.) — Parfois c'est depuis plusieurs mois
ou plusieurs années qu'il existait de la dyspepsie, des
accidents d'entérite musco-membraneuse..., etc... D'autres fois les phénomènes ne datent que de quelques jours,
on croit à une entérite banale, on la traite médicalement

jusqu'au jour où surviennent les accidents alarmants de l'appendicite.

II° BRUSQUERIE DU DÉBUT

La plupart de nos malades entraient à l'hôpital pour une douleur subite dans l'abdomen, les uns étaient pris d'une douleur violente pendant le sommeil, d'autres pendant le travail ou la promenade. Le fait dominant du début est la brusquerie, la soudaineté des phénomènes douloureux.

Le siège en était souvent fort bien indiqué chez certains de nos malades, d'autres fois, la douleur moins soudaine était moins localisée, elle irradiait de tous côtés dans l'abdomen. Souvent des nausées et des vomissements accompagnaient cette douleur.

III° SIGNES FOURNIS PAR LA PALPATION

Sans entrer dans tous les détails de la palpation abdominale, nous rappellerons ici un fait qui nous a vivement frappé (voir détails à l'observ. X).

Cet homme avait eu nettement à plusieurs reprises des crises appendiculaires, et entrait à l'hôpital sur le conseil de son médecin. Au palper abdominal on trouve de l'hyperesthésie cutanée et de la défense musculaire dans toute la partie droite de l'abdomen, *et dans la fosse iliaque droite, la main exploratrice rencontre une bride résistante qu'il n'est point possible de déplacer, elle est presque longitudinale, elle est dure, tendue, on dirait une sorte de cordon fibreux.*

Tous les élèves qui observèrent le malade n'eurent point de peine à se convaincre de ce fait, mais la chose difficile était la localisation sous-pariétale ou intrapariétale de la bride, c'était en un mot l'interprétation de ce cordon. Sous le chloroforme la chose ne fut pas plus aisée, de telle sorte que la localisation intrapariétale de cette bride ne put être déterminée que lors de l'opération (voir pour plus de détails l'obs. X.

M. le D⁵ Poirier opérant le malade nous fit constater des plissements aponévrotiques, et nous devons ajouter qu'avant l'opération nous avions été prévenu du fait par notre Maître qui avait constaté déjà à plusieurs reprises de semblables plissements aponévrotiques.

Deux ou trois fois depuis nous avons pu constater des faits analogues.

IV° Phénomènes généraux

On a dit qu'une douleur brusque, locale, et des phénomènes généraux d'intensité variable traduisaient l'appendicite. Ces phénomènes sont plus ou moins accentués, plus ou moins bruyants, leur marche plus ou moins silencieuse.

La langue est sèche, les vomissements alimentaires puis bilieux, constipation habituelle, quelquefois cependant diarrhée, le pouls est petit, rapide, température 38° ou 39°, facies grippé, anxieux.

Mais suivant les cas, les allures de la maladie sont diverses, tantôt l'appendicite est bruyante, tantôt silencieuse, entre ces cas extrêmes d'ailleurs, il y a place pour nombre de cas intermédiaires.

V° FORMES CLINIQUES

Au point de vue du siège des lésions, nous les avons rencontrées pelviennes, vésicales (voir obs. XIII), mais nous trouvons peu utile de décrire à ce sujet des formes différentes et préférons renvoyer aux observations.

Quant à vouloir dans l'appendicite aiguë décrire des formes bénignes et malignes, nous le croyons souvent impossible, ces formes se succédant trop rapidement, le malade passant de l'une à l'autre dans l'espace de quelques heures sans que l'observateur puisse prévoir la marche des phénomènes appendiculaires.

Nous n'avons pas non plus à décrire les formes tuberculeuses ou actinomycosiques dont nous n'avons eu aucune observation.

CHAPITRE V

Diagnostic.

Diagnostic différentiel, diagnostic de la forme anatomique, difficulté à diagnostiquer leslésions.

I. DIAGNOSTIC DIFFÉRENTIEL

Dans les premières heures de l'affection, le diagnostic de l'appendicite n'est point très facile, la douleur, avons-nous dit, est souvent mal localisée dans le début, et l'on peut confondre avec colique néphrétique, colique hépatique, etc.

Nous ne voulons point nous étendre sur le diagnostic différentiel et passer en revue toutes les maladies avec lesquelles on peut confondre cette affection. En effet lorsque le diagnostic est difficile, ce n'est pas un parallèle même savamment établi entre des cas types, mais bien l'observation attentive du malade qui seule doit guider le médecin.

Cependant nous nous permettrons d'ajouter que si le clinicien doit toujours, dans un diagnostic étiologique, songer à la tuberculose et à la syphilis ; de même le chirurgien doit songer à l'appendicite chaque fois qu'un malade se présente à son investigation, avec douleurs iliaques, et élévation thermique.

II. DIAGNOSTIC DE LA FORME ANATOMIQUE

Nous arrivons maintenant à la chose réellement difficile à connaître, à diagnostiquer, nous voulons parler de la forme de l'appendicite, la difficulté est de définir cette forme, de voir la gravité même prochaine de l'infection : la séreuse est-elle infectée? a-t-elle réagi ? des adhérences précoces la protégent-elles ? l'appendice est-il perforé ou non ?

Ce sont là autant de questions qu'il est nécessaire de connaître, pour formuler des indications thérapeutiques raisonnées et précises.

Pour étudier ces questions reportons-nous à nos 62 observations et analysons-les.

1° Dans une première série de cas, il était relativement facile de dire appendicite et même péritonite généralisée (voir obs. I, II, III, VII, IX, etc.).

En effet ces malades ont été pris brutalement de douleurs iliaques, puis de frissons, de vomissements. T. 38°8, 39, pouls petit, ventre ballonné. Constipation opiniâtre. Prévenus que nous sommes de toujours penser à l'appendicite quand il y a douleurs iliaques et température, nous y songeons, le premier point est trouvé, mais il importe de savoir ce qu'est cette appendicite : s'accompagne-t-elle de péritonite généralisée ?

Dans cette première série de faits le diagnostic est facile à poser. La température est élevée, le pouls petit, fuyant, le ventre ballonné, le facies grippé, l'état général misérable, nous avons tous les signes de péritonite généralisée.

Dans une deuxième série de faits avec péritonite généralisée vérifiée à l'opération, nous n'avions aucun de ces phénomènes alarmants : T. 37°,8, 38° ; pouls 85, état général ne paraissant nullement touché, faciès excellent, douleurs abdominales assez bien localisées, début datant de 24 ou 36 heures. Avec semblables signes il est difficile de dire péritonite généralisée.

Cependant à l'opération précoce, puisque nos malades ont tous été opérés le plus rapidement possible, on trouvait souvent du pus, un péritoine complètement envahi et un appendice perforé, et pourtant les symptômes ne pouvaient nous faire songer à des désordres anatomiques et lésions considérables. (Voir obs. XX et XXI).

D'après nos observations nous ne sommes guère encouragés à vouloir pousser le diagnostic dans ses dernières limites et *nous demander*, le diagnostic de péritonite même fait, *ce qu'est cette péritonite*. Est-elle la septicémie péritonéale suraiguë sans pus extrêmement grave, ou bien est-elle la péritonite vraie ?

Certains auteurs pensent que l'on peut répondre à ces questions, *d'après nos observations nous pensons que fréquemment la question ne peut être tranchée.*

2° Dans nos 62 cas nous avons eu différentes localisations (abcès péricœcaux ou autres) ; pouvions-nous diagnostiquer ces localisations et dire appendicite avec abcès ?

Dans une certaine catégorie de faits il a été facile de dire appendicite avec abcès : nos malades avaient eu douleur brusque dans la fosse iliaque droite, tuméfaction plus ou moins nette à ce niveau, etc. (voir obs. V et XII, XXXIX).

Mais souvent il en a été autrement; des abcès même localisés, ont donné lieu à des phénomènes graves, et s'il était facile de dire appendicite, la forme en était plus difficile à préciser; tantôt, on trouvait de solides adhérences autour de l'appendice, circonscrivant la zone péritonéale infectée, tantôt les adhérences étaient à peine résistantes et leur rupture facile pouvait laisser envahir le péritoine.

3° Voyons nos autres observations. Il s'agit de malades ayant eu des crises répétées d'appendicite, ils arrivaient dans le service la crise passée et les phénomènes généraux amendés (voir obs. X, XXIII, XLI, etc.).

L'analyse de leurs antécédents, la palpation de leur abdomen nous permettaient de dire appendicite, mais il aurait été difficile de pronostiquer la forme, l'évolution, la virulence de l'infection; l'appendicite qui s'était jusqu'alors circonscrite, qui était même guérie aux yeux du malade, cette appendicite allait-elle en rester là ou s'acheminer un jour ou l'autre à la péritonite ?

On ne pourrait répondre catégoriquement à toutes ces questions, mais ce qui est certain c'est qu'une crise appendiculaire, quelles que soient les manifestations symptomatiques, ne peut faire souvent préjuger des lésions graves au niveau de l'appendice.

Cependant ces lésions existent parfois et une intervention d'urgence, rapide, quels que soient les symptômes, disons-nous, est seule capable d'écarter tous dangers.

Du reste nous aurons à revenir sur ces questions, lorsque nous étudierons l'opportunité de l'opération.

CHAPITRE VI

INDICATIONS THÉRAPEUTIQUES. — MANUEL OPÉRATOIRE.

§ I. — Indications thérapeutiques.

En présence d'une attaque d'appendicite aiguë, que doit-on faire ?

Nous répondrons volontiers par la formule qui fut employée chez nos malades :

Opération aussi hâtive que possible.

Voici d'ailleurs analysés sommairement les résultats obtenus.

En 1899 :

31 opérations dont :

24 appendicites aiguës avec ou sans péritonite généralisée.

Résultats : — Tous les malades chez lesquels

L'INTERVENTION A ÉTÉ HATIVE,

TOUS ONT GUÉRI.

DEUX MALADES SONT MORTS :

L'INTERVENTION AVAIT ÉTÉ TARDIVE.

En 1900 :

31 opérations dont :

18 appendicites aiguës avec ou sans péritonite généralisée.

Résultats identiques : tous les malades chez lesquels l'intervention a été HATIVE, GUÉRISON. Un seul insuccès : l'opération n'eut lieu que le 6ᵉ jour de la crise.

A ne considérer que les faits bruts sans les analyser, nous devons conclure à une intervention *hâtive* et *large*.

Voyons de plus près les cas où cette intervention *hâtive et large* a été appliquée.

Elle fut appliquée :

I. QUAND IL Y AVAIT PÉRITONITE GÉNÉRALISÉE.

II. QUAND IL Y AVAIT ABCÈS PÉRICŒCAUX.

III. APPENDICITE AIGUE A SON DÉBUT.

IV. LA CRISE ÉTANT PASSÉE.

I. — IL Y AVAIT PÉRITONITE GÉNÉRALISÉE (*voir* obs. I, II, III, IX, XIV et XXXVIII).

Comme nous l'avons dit à l'article diagnostic, certains cas n'étaient point douteux, la forme de la péritonite était classique, la péritonite était évidente pour tout le monde.

Le procédé employé fut l'ouverture large du péritoine, et presque toujours une telle intervention donna des succès ; cette chirurgie du ventre pour ainsi dire à *ciel ouvert* donna des résultats inattendus ; il est vrai d'ajouter qu'elle fut souvent aidée par des lavages du sang, méthodiques et répétés. Dans certaines formes graves, une saignée de 200 grammes était immédiatement suivie d'une injection intra-veineuse de sérum.

A ne considérer que le pronostic, toutes nos formes de péritonites généralisées n'étaient pas cliniquement définissables, et pourtant à un examen minutieux, celles qui semblaient les plus graves ont guéri.

Ici l'amélioration est fort souvent immédiate, la *guérison est fonction* de l'opération, elle la suit.

Si nous lisons nos observations, toujours nous voyons que les phénomènes cèdent, s'amendent dans l'espace de quelques heures ; en effet deux ou trois heures ne se sont pas écoulées que le malade se sent mieux, son pouls est plus fort, ses douleurs moins vives, il respire mieux, il n'a plus l'anxiété du faciès péritonéal : tel malade que nous voyons opérer le matin à 10 heures, les traits tirés, la respiration stertoreuse, le pouls incomptable, à une heure de l'après-midi lisait tranquillement son journal dans son lit, tous les accidents avaient disparu (voir obs. IX, XII, XIII, etc).

N'avions-nous pas vu s'écouler de la cavité péritonéale, un litre de pus mal lié et infect? L'organisme n'avait plus à résorber toutes ces toxines, il n'avait plus à lutter avec le pus envahissant les organes. Et n'y eût-il pas de pus, aurait-on eu affaire à une septicémie péritonéale que d'ailleurs il est souvent impossible de diagnostiquer, il n'est pas dit qu'en dépit de quelques insuccès, l'intervention large que nous avons vu pratiquer n'eut point raison de l'infection, *l'opération large et hâtive* n'a jamais donné, à de très rares exceptions près, d'insuccès suivis.

II. — Il y avait abcès péri-cœcaux.

Ici encore nous n'avons que des succès et toutes les localisations péritonéales opérées largement ont guéri dans un maximum de temps ne dépassant pas 25 à 30 jours.

Dans ces cas encore le diagnostic n'est point toujours facile, et si en face de la table d'opération on peut pronostiquer une guérison rapide, *combien difficile au contraire au lit du malade, de dire : nous avons un abcès occupant telle situation, de telle dimension, isolé de la grande cavité péritonéale.*

Qu'a-t-on fait dans de semblables cas ? et que faut-il faire ?

Intervenir le plus rapidement possible. Il est vrai que l'expectation, entre autres avantages, présente celui-ci : permettre à un abcès de s'ouvrir spontanément, au dehors ou dans l'intestin, la nature faisant ce que le médecin ne veut point faire ; il en est ainsi quelquefois, à moins que cette collection purulente ne fasse irruption dans le péritoine et emporte le malade dans quelques heures.

Dans de semblables cas l'opération *large et hâtive, a toujours donné des guérisons,* jamais un seul insuccès, la guérison pour être un peu plus tardive que dans l'opération de l'appendicite à froid, n'en est pas moins sûre, définitive et radicale.

III. — Il y avait appendicite aigue sans tuméfaction, l'appendicite étant menaçante.

Nous avons vu un certain nombre de ces cas, puisque dans le service de M. le docteur Poirier où nous avons recueilli nos observations, *toujours sous toutes ses formes et à tous ses degrés l'appendicite aiguë a été opérée et le plus rapidement possible.*

a. Dans les appendicites aiguës nous avons eu des guérisons rapides, et jamais nous n'avons vu les accidents graves dont parlent les temporisateurs. Dans certains cas nous avons vu intervenir 36 et 40 heures après le début de l'attaque (voir obs. IX, XI, XIV, XXI, XXII, etc...)

En effet, nous avons eu des malades pris en pleine santé de douleurs violentes, *et ces malades, 36 heures après ce début solennel*, opérés par un interne du service ; dans *ces cas, toujours la guérison est survenue sans incident ;* 25 ou 30 jours après son opération le malade quittait l'hôpital et reprenait ses occupations. Il faudrait multiplier nos citations, aussi croyons-nous préférable de renvoyer aux observations.

Certes nos malades opérés à froid étaient guéris après le 1er pansement, nos opérations à froid ayant été toujours bénignes ; mais parce que la cicatrisation mettrait quelques jours de plus à se faire dans l'opération à chaud, est-ce là une raison suffisante de vouloir la considérer comme grave ? Nous n'avons vu survenir aucun accident post-opératoire et certains malades que nous avons suivis depuis deux ans n'ont présenté aucun phénomène douloureux, les cicatrices sont aussi belles et solides que celles que nous vîmes sur les opérés à froid. Jamais en effet une éventration ne s'est produite chez nos malades opérés à chaud.

b) Nous n'avons pas ici à discuter sur tous les dan-

gers que les temporisateurs font courir à leurs malades, nous renvoyons aux traitésclassiques, préférant de beaucoup les faits aux discussions (1).

c) Nous avons vu opérer dès le diagnostic établi et fort souvent il fut fait dès les premiers accidents.

Il n'est point difficile de dire *appendicite aiguë* dans la majorité de nos observations et à part quelques observations chez la femme où souvent l'on peut croire à des phénomènes annexiels, le diagnostic d'appendicite aiguë est relativement facile (voir ch. V. Diagnostic); ce qui l'est moins c'est la marche de l'infection, la marche des accidents graves qui peuvent survenir brusquement, et ces accidents, le chirurgien n'en est maître que lorsqu'il a cueilli l'appendice enflammé et drainé le foyer infecté l'opération étant la seule thérapeutique rationnelle; pour nous, le traitement médical n'existe pas.

d) D'après nos observations personnelles rapportées dans notre thèse, nous ne pourrions croire à la résolution de l'appendicite par le traitement médical (voir obs. XI, XLII, LXI), puisque les malades récidivent et reviennent quelques semaines après une médication opiacée ou autre, reviennent, disons-nous, au réveil d'une nouvelle crise demander une intervention, le traitement médical ne leur ayant donné qu'une pseudo-guérison.

IV. — LA CRISE EST PASSÉE.

Quand un malade venait réclamer une intervention en

(1) *Voir* LEGUEU, *Monographie.* — *Traitement de l'appendicite,* page 12, *loco citato.* — DIEULAFOY, *Manuel de pathologie interne.*

dehors de toute crise, ou après une crise, l'observation des antécédents était soigneusement prise, et la palpation faite avec soin (voir obs. VI, X, XVI, XXIII, XLIV, XLVII, XLIX) le diagnostic d'appendicite établi l'opération était décidée (voir fin de ce chap., § II, manuel opératoire). Le manuel opératoire ne différait de celui employé dans les formes aiguës que par quelques détails relatés du reste aux observations.

Mais souvent dans ces cas l'appendice est difficile à trouver (voir obs. XVI, XXIII). *Toujours dans ce cas il fut réséqué en totalité* et la paroi suturée, un drain y était laissé quelquefois 48 heures (voir obs. XVI).

Nous l'avons déjà dit, tous ces malades ont guéri avec réunion de la plaie par première intention.

Nous ne discuterons pas ici sur la nécessité de l'intervention, nous renvoyons aux auteurs classiques. (voir Dieulafoy, *Manuel de pathologie*, Vanverts et Monod monographie).

De cet examen rapide fait sur nos différents malades, il résulte que toujours la thérapeutique employée fut l'intervention chirurgicale, l'opération fut pratiquée *larga manu* et soit qu'il s'agisse d'appendicite à répétition, ce sont des succès, soit qu'il s'agisse d'appendicite à chaud ce sont encore des succès, *les morts ne sont le fait que, d'une intervention tardive.* (Voir obs. XXVII 1900, XXXV, LIII, 1899.)

Aussi nous concluons à une *intervention hâtive et radicale,* c'est de cette intervention dont nous allons maintenant nous occuper.

§ II. — Manuel opératoire.

Nous décrivons ici le Manuel opératoire tel que nous l'avons vu pratiquer dans le service de M. Poirier, auquel nous avons maintes fois servi d'aide.

I. — Préparation du malade

Le malade étant endormi au chloroforme, très rarement à l'éther, la paroi abdominale est savonnée, brossée avec le plus grand soin par un aide, non seulement sur la partie latérale droite, mais aussi sur la ligne médiane et la paroi gauche, le chirurgien pouvant être appelé au cours de son intervention à faire une contre-ouverture. L'aide lave ensuite la paroi avec une solution de sublimé à 1 °/.. et recouvre la partie lavée d'une compresse stérile, imbibée de sublimé.

L'opérateur prend alors possession de son malade dont il s'occupera désormais jusqu'à la fin de l'opération assisté d'un seul aide, le grand nombre de ces derniers ne pouvant être que nuisible au succès de l'intervention, d'autant que dans l'immense majorité des cas cet unique assistant est plus que largement suffisant.

Avant de saisir son bistouri, le chirurgien procède lui-même à un second nettoyage de la paroi, nettoyage minutieux pour lequel il usera d'abord d'éther, puis d'alcool et en dernier lieu de sublimé. La paroi ainsi aseptisée, le champ opératoire est alors mis en place délimitant la région où doit porter l'action.

II. — Incision de la paroi

Repérant avec soin le bord externe du muscle grand droit, le chirurgien trace une incision rectiligne légèrement oblique en bas et dedans, longue de 10 à 12 cent. environ et dont le milieu coïncidera avec le point de Mac-Burney.

Les téguments, le tissu cellulaire incisés, l'opérateur tombe sur la gaine aponévrotique du muscle droit, sur laquelle on remarque parfois des plissements longitudinaux qui dans certains cas ont pu en imposer pour la présence d'une masse profonde, soit que l'on crût à un abcès cœcal énorme ou à un gâteau péritonéal (voir ch. III. Anatomie pathologie et ch. IV. Symptômes).

La gaine fibreuse est alors fendue largement, le muscle récliné en dedans, la paroi postérieure de l'aponévrose d'enveloppe ouverte.

Le péritoine apparaît alors aux yeux de l'opérateur. Que doit-il faire ? Doit-il contourner la séreuse pour tenter d'arriver jusqu'à l'appendice sans intéresser la grande cavité péritonéale ? Doit-il au contraire ouvrir largement cette cavité ?

Nous ne discuterons pas ici sur la valeur respective de ces deux procédés, nous ne nous occuperons que du dernier, le seul employé systématiquement dans le service de M. Poirier et qui nous a donné les résultats remarquables qui font l'objet de notre thèse.

III. — Ouverture du péritoine

Le péritoine est examiné avec soin pour se rendre compte des lésions macroscopiques qu'il peut présenter ; bien que dans nombre de cas, l'inspection de cette séreuse ne dénotât que peu de lésions à l'ouverture, on voyait s'échapper néanmoins un liquide louche en abondance.

La grande cavité péritonéale est alors ouverte largement, repérée avec des pinces et la lèvre interne de l'incision confiée à l'aide, la lèvre externe sera réclinée par le chirurgien lui-même qui examinera alors minutieusement l'état de sa séreuse en évitant le plus possible de traumatiser un organe aussi sensible.

Alors on procède de façon variable, suivant l'état des parties ; s'il y a des adhérences, elles sont détachées avec le doigt, jusqu'à ce que le cœcum soit mis à découvert. Souvent il faut d'abord détacher l'épiploon infiltré.

Au cours de ces manœuvres, il arrive que des collections séreuses ou purulentes soient ouvertes. S'il ne le rencontre du premier coup, le chirurgien doit aller à la recherche de l'appendice, en descendant le long du cœcum.

Quelquefois on voit à ce moment l'appendice se présenter de lui-même, le plus souvent il est caché et bien caché. On doit alors chercher à reconnaitre le cœcum, manœuvre qui est en général aisée ; ceci fait, la recherche de l'appendice sera facilitée d'autant.

On s'efforcera alors de trouver cet organe que *l'on devra rechercher* aussi laborieusement et aussi longuement qu'il le faut, car il importe de réséquer cet organe malade qui plus tard pourrait être le point de départ de nombreux abcès et d'une nouvelle péritonite.

Exceptionnellement, une recherche bien conduite ne permettra pas d'arriver sur l'appendice qui peut occuper des positions anormales. (Voir obs. I, XIII, etc.).

IV. — Résection de l'appendice.

L'appendice une fois sous la main *doit toujours être réséqué en totalité* après avoir jeté quelques ligatures sur le méso appendice et libéré sans brusquerie cet organe de ses adhérences, une ligature à la soie, très serrée est placée à sa base le plus près possible du cœcum ; il est ensuite excisé au thermo-cautère, le moignon cautérisé avec soin, et le pédicule abandonné reprend sa place.

V. — Recherche des abcès.

On examine de nouveau avec le plus grand soin l'état de la grande cavité péritonéale dont on fera une toilette minutieuse, l'asséchant doucement aux tampons stériles.

L'opérateur n'a pas encore terminé sa besogne, il lui faut encore rechercher et d'une façon systématique tous les abcès qui peuvent occuper les positions les plus diverses. (Voir obs. I, IV, XIII, etc.) Ils peuvent être sous-hépatiques, rétro-cœcaux, latéro-cœcaux, pré-cœcaux, prévésicaux etc.... Donc une exploration du petit bassin, de la face inférieure du foie devra être toujours pratiquée.

Les abcès reconnus sont ouverts, évacués, détergés

avec soin (les lavages n'ont pas été pratiqués dans les opérations rapportées ici, une seule fois du moins).

Le chirurgien a donc maintenant vu où était le pus, on l'a poursuivi dans ses retraites les plus petites et les plus cachées, des drains faciliteront son évacuation.

Parfois, une seconde ouverture doit être faite dans le flanc gauche.

VI. — DRAINAGE, SUTURE, PANSEMENT, INJECTION DE SÉRUM, SAIGNÉE.

Le drainage doit être large, fait avec de gros drains dont on se sera assuré le bon fonctionnement avant de les mettre en place. Si l'appendice seul a été atteint par l'inflammation, deux drains placés au niveau du pédicule peuvent suffire pour assurer l'évacuation de la sérosité qui peut se former au niveau du moignon appendiculaire. S'il y a péritonite généralisée sans abcès circonscrit, on placera en outre dans la grande cavité péritonéale deux gros drains, descendant jusqu'au fond du cul-de-sac de Douglas ; enfin en cas d'abcès localisés, on placera autant de drains que l'on aura ouvert de foyers purulents.

Les drains mis en place, la paroi abdominale est suturée (suture des angles de la plaie) en deux plans, un plan profond musculo-péritonéal, un plan superficiel comprenant la peau.

La suture toujours partielle ne devra en aucun cas étrangler les tubes de drainage. Cette suture peut être totale dans l'appendicite à froid (voir obs. XXXIII, XLIV, XLIX). Pansement légèrement compressif, fait à la gaze stérile, maintenu par un bandage de corps en flanelle.

Lorsque l'infection péritonéale continue d'évoluer après l'intervention, il n'est jamais fait de lavages ; une forte saignée (voir obs. XXVII, XXIV) est pratiquée, immédiatement suivie d'une injection intra-veineuse de sérum.

Comme on le voit, la caractéristique du procédé mis en usage par M. Poirier, c'est l'ouverture constante et large, *de parti pris,* de la grande séreuse péritonéale, qu'elle soit infectée ou non. Notre maître enseigne *que le péritoine ouvert n'est point à craindre, que l'on a tout à redouter du péritoine fermé.* Les résultats de cette pratique qu'il a défendue devant la Société de Chirurgie, sont tels qu'il faut, à notre avis, se ranger à cette opinion, d'apparence paradoxale, de pratique excellente.

DEUXIÈME PARTIE

Observations personnelles recueillies dans le service de M. le Docteur Poirier à Tenon.

Années 1899-1900, 1900-1901.

OBSERVATION I

Appendicite aiguë. — Péritonite généralisée suppurée. — Appendice rétro-cœcal très long (20 cm.) perforé à son extrémité. — Abcès sous-hépatique et pelvien. — Opération. Guérison.

Le nommé Vi Louis, 35 ans, charretier.
Entré le 4 mai 1900, salle Nélaton, lit n° 15.
Opéré le 4 mai, sorti *guéri* le 18 juillet.

I. Antécédents. — Au point de vue héréditaire on n'a aucun renseignement précis.

Le malade dit avoir ordinairement une bonne santé; à dix ans il eut une fièvre typhoïde et depuis, rien de remarquable. C'est un homme grand, fort, bien musclé, d'aspect robuste. Lui, ses proches affirment qu'il est sobre.

II. Maladie actuelle. — A) *Commémoratifs.* Depuis deux ou trois mois, le malade dit souffrir de coliques intermittentes, constipation avec période de diarrhée, douleurs assez vives s'étendant dans tout l'abdomen et le creux épigastrique. Le malade fut soigné pour embarras gastrique, mais put continuer son métier.

Le 30 avril, le malade voulant se lever ressent une grande douleur ayant son maximum dans la fosse iliaque droite avec irradiations dans tout l'abdomen et la cuisse droite, il se recouche et il a quelques vomissements alimentaires.

Le diagnostic d'appendicite est porté le 2 mai et il rentre à l'hôpital le 4 mai.

La constipation est opiniâtre et persiste jusqu'à son entrée à l'hôpital.

B) *Examen du malade.* — A son arrivée à la salle Nélaton, le facies est profondément altéré, le teint est pâle, la peau sèche, la langue est recouverte d'un enduit jaunâtre, le ventre est ballonné, on constate une énorme défense des muscles de l'abdomen, la douleur est maxima dans la fosse iliaque droite, mais s'étend dans toute la région abdominale.

Les vomissements ont cessé depuis le 3 mai, les derniers avaient été verdâtres, les urines sont foncées, et peu abondantes, il n'y a pas d'albumine, la température est de 38°6, le pouls est à 120.

Le malade est opéré d'urgence le 4 au matin par M. Poirier.

A la palpation, lorsque le malade est sous le chloroforme, il est facile de constater une fluctuation nette remontant très haut dans la fosse iliaque droite, une saillie d'ailleurs est appréciable à l'œil, saillie remontant jusqu'aux fausses côtes.

III. Opération. — *Opérateur M. Poirier.* — On incise la paroi abdominale suivant une ligne oblique en bas et en dedans Le péritoine ouvert, il s'échappe un pus fétide, qu'on peut évaluer à un demi-litre. Un abcès sous-hépatique est également ouvert, un pus de même nature s'en échappe.

Profondément allant dans le bassin les doigts rencontrent un second abcès qui est encore ouvert. On trouve enfin l'appendice long de 20 centimètres perforé à son extrémité ; il remontait sous la face inférieure du foie. Après la ligature de son pédicule on le réséque. La surface de section est ensuite cautérisée au thermo-cautère. On draine, largement par trois drains, l'un dirigé de bas en haut arrive jusque sous le foie, le second se porte vers la ligne médiane, le troisième descendant profondément dans le bassin. Le pansement est fait.

IV. **Evolution** après l'opération. — Après l'opération le malade reçoit une injection intra-veineuse de un litre de sérum.

Le soir la température est de 37°8, le pouls est à 105.

Le 5 mai le malade a une teinte subictérique, les urines foncées ne contiennent pas d'albumine, mais quelques pigments biliaires, le pouls est à 102, la température est à 38°8. Nouvelle injection intraveineuse de sérum (un litre). Le soir le malade a une selle abondante. P. 103. T. 38°5.

Le 6 mai au matin, l'état général du malade est meilleur, le facies moins anxieux mais conservant sa teinte subictérique, la langue est encore sale. T.38°4, P. 101. Nouvelle injection intraveineuse de 1 litre de sérum. On fait également dans la plaie un lavage au sérum. Le soir la température n'a pas baissé, le pouls est à 105 et le malade se plaint d'insomnie.

Le 7 mai, P.96, T.38°8. Nouvelle injection sous-cutanée de sérum (1 litre).

Le 8 mai, P.100. T.39°1. La teinte subictérique s'est atténuée, les urines sont plus abondantes, 1 litre de sérum sous-cutané.

Le 9 mai. P.82. T.38°2. 1 litre de sérum sous-cutané.

Le 10 mai, P.81. T.37°8. Le malade se trouve mieux, la teinte subictérique a disparu.

Cependant un pus fétide s'écoule en abondance par les drains.

Le 15 mai, P.86 T.37°1. La température a baissé graduellement, le pouls est bien frappé, le malade réclame de la nourriture, il ne souffre plus et le pus ne s'écoule que fort peu par les drains que l'on diminue de volume.

Le 8 juin. Température et pouls normaux, état général excellent, les douleurs ont complètement disparu. Aucun liquide ne s'écoule plus par les drains qui sont retirés,

Le 12 juin. Deux petites fistules persistent encore au niveau de la plaie, elles donneront encore quelques jours. Le malade sort guéri .

Le 18 juillet, les fistules sont complètement fermées et il peut reprendre son métier.

Nous avons revu le malade le 15 février 1901. Il nous dit que sa santé est excellente et qu'il a toujours travaillé depuis sa sortie de l'hôpital. Nous n'avons pu constater aucune trace d'éventration et cependant le malade soulève souvent de fortes charges.

V. Examen de l'appendice due à l'obligeance de M. Lœper, interne des hôpitaux.

Appendice de 20 centimètres perforé à son extrémité, très malade, folliculite en nappe nécrosante et perforante ; muqueuse presque entièrement disparue, amas lymphatiques dans les couches profondes presque sous le péritoine.

OBSERVATION II

Due à l'obligeance de M. Barrier, externe de la salle Nélaton.

Appendicite aiguë. — Péritonite généralisée, et grand foyer suppuré, après début de la maladie datant de 48 heures. Trois opérations. Guérison.

Le nommé P. Jean, 52 ans, instituteur.
Entré le 17 juin 1900 salle Nélaton, lit n° 17.
Opéré le 17 juin, sorti *guéri* le 29 juillet.

I. Antécédents. — A) *Commémoratifs.* Au point de vue héréditaire rien de particulier.

Le malade est gros, emphysémateux, a une laryngite professionnelle depuis de longues années, mais la santé générale est bonne.

A noter cependant au mois de juin un malaise de quelques jours ; le malade interrogé à ce sujet raconte avoir souffert vers cette époque pendant une dizaine de jours de douleurs abdominales assez vives, sans localisation bien précise, ces douleurs étaient accompagnées de nausées et de céphalalgies, la constipation n'exista pas à cette époque.

B) *Histoire de la maladie actuelle.* — Depuis le milieu du mois de juin quelques malaises sans caractère net, mais *le 16 au matin* le malade est pris subitement au milieu de son travail, de douleurs abdominales violentes, douleurs généralisées à tout le ventre irradiant au creux épigastrique. Le malade peut déjeuner mais à 2 h. 1/2 les douleurs sont si vives qu'il est obligé de quitter son travail, il a un frisson violent et il éprouve une grande fatigue. A 4 heures il se couche, il a un deuxième frisson, à ce moment les douleurs se calment et il peut s'endormir.

Le 17 au matin vers 7 heures, les douleurs se renouvellent et sont surtout accusées au point de Mac Burney. Le médecin mandé diagnostique appendicite et conclut à la nécessité d'une intervention chirurgicale.

Vers deux heures de l'après midi, le malade accuse de plus vives douleurs, il est pris de frissons, une sueur froide perle sur son visage, l'état général est très mauvais. Le médecin appelé de nouveau ordonne son transport immédiat à l'hôpital ; le malade est reçu salle Nélaton.

C) *Examen du malade.* — A l'examen le facies est angoissé, le ventre est ballonné et les douleurs abdominales qui, le matin étaient accusées au Mac Burney, se sont généralisées à tout l'abdomen, et la plus légère pression est très douloureuse. Le pouls est à 115 et la température est de 39° 8. Le malade n'a pas eu de garde-robe depuis deux jours.

II. Opération. — L'opération est faite par le chirurgien de garde qui ayant incisé à droite au niveau du point de Mac Burney, trouve un abcès sous-cœcal avec un appendice rouge et tuméfié long de 12 centimètres environ. Il en résèque 4 à 5 centimètres, et fixe le moignon à la paroi. Il capitonne l'abcès avec de la gaze et referme.

III. Évolution des phénomènes après cette première intervention. — *Le 18 juin*, la température est à 39°, le pouls petit, incomptable, l'état général est très grave, facies péritonéal, langue sèche, *ventre dur et douloureux.*

Une nouvelle intervention est décidée d'urgence, (1) on enlève les fils et les compresses, on remplace ces dernières par deux drains, et on refait le pansement sur la plaie réouverte largement (l'incision première a été agrandie).

Le soir le pouls s'est relevé, il est à 110. la température est de 38°. Une injection de 1000 grammes de sérum est faite.

Le 19 juin. Le pouls est à 105, la température est de 39°7 le matin; le soir pouls 108, température 38°5. Nouvelle injection de sérum.

Le 20 juin. L'état du malade ne s'améliore pas, *une troisième intervention est faite par M. le docteur Poirier.* Recherche de l'appendice restant, qui est ligaturé et réséqué, la surface de section est cautérisée. Large drainage. Nouvelle injection de sérum. Le soir la température a baissé, 37°0, le pouls est meilleur 98. les urines sont plus abondantes et les douleurs ont disparu.

Le 21 juin. T. 37°4. P. 98. Etat général satisfaisant.

Le 22 juin. T. 37°5. P. 96. Le malade se sent bien. ne souffre plus. La plaie a fort bon aspect. les drains continuent à donner.

Le 30 juin. Etat général très satisfaisant. aucune douleur, langue bonne, le malade a eu une garde-robe abondante. Les drains sont retirés. La plaie bourgeonne, et le *29 juillet* le malade sort complètement guéri. La plaie est complètement fermée, il n'y a pas trace d'éventration.

(1) Voir *Bulletin et Mémoires de la Science de Chirurgie de Paris.* Séance du 23 janvier 1901, t. xxvii, n° 3, p. 47.

Observation III

(Due à l'obligeance de M. le Dr Drouard).

Appendicite aiguë avec péritonite généralisée. Liquide louche dans le péritoine, adhérences nombreuses, pas de perforation. Opération. Guérison.

Le nommé D.... 8 ans.
Opéré en juin 1900. 5 jours après le début ; guérison.

I. Histoire de la maladie. — 1re crise en juin 1900. Elle débute par point douloureux dans la fosse iliaque droite, vomissements abondants, diarrhée, fièvre ; le lendemain état général amélioré, température 37°5, douleurs amendées ; pendant deux jours l'enfant reste relativement bien.

Le 5e jour les phénomènes généraux s'aggravent, le ventre est ballonné, douloureux. T. 38°. P. 105, l'opération immédiate est décidée par M. Poirier, appelé en consultation.

II. Opération. — Un litre d'un liquide louche s'écoule au dehors, l'appendice est trouvé énorme, de la grosseur du pouce. Il est englobé de fausses membranes, il ne présente pas de perforation.

L'appendice est réséqué selon le procédé ordinaire, large drainage, deux points de suture aux deux angles de la plaie.

III. Phénomènes post-opératoires. — L'enfant guérit, le vingtième jour il peut partir au bord de la mer dans un état de santé parfait.

En septembre 1900, il a une pleurésie gauche qui guérit sans ponction et à l'heure actuelle, il est en excellente santé.

OBSERVATION IV

Appendicite aiguë. — Lésions périappendiculaires peu accentuées, peu de réactions péritonéales. — Appendice congestionné. — Opération, guérison.

Le nommé R..., grand garçon de 15 ans, pâlot, aucun antécédent.

Opéré au deuxième jour de sa crise le 26 juin 1900.

I. Histoire de la maladie. — Pris brusquement d'une douleur violente dans la fosse iliaque droite, le malade est forcé de s'aliter, l'opération est décidée le troisième jour de la crise. Point douloureux; constipation; T., 39°4; P., 105; facies grippé, anxieux, mauvais état général.

II. Opération. — Opérateur, M. Poirier. Appendice congestionné entouré de quelques adhérences, peu de réactions péritonéales. Résection de l'appendice. Large drainage. Suture de la paroi. Suites opératoires des plus simples, *les jours qui suivent l'opération* chute de la température, amendement des phénomènes. LE QUINZIÈME JOUR, *taches de purpura très abondantes. Hémorrhagies palatines et gingivales, mais pas d'hématémèse* (1) état cachectique qui persiste pendant un mois, puis amél..ration progressive. Guérison définitive après deux mois de traitement. Etat actuel excellent.

OBSERVATION V

Appendicite aiguë. Collection purulente limitée par le palper dans la fosse iliaque (coli-bacille et bacille perfringens, analyse bactériologique due à l'obligeance de M. Roche, interne des hôpitaux).

Le nommé D. (Etienne), 71 ans, gardien de chantier.
Entré le 29 septembre 1900.

Opéré par M. Roche le 29 septembre (chloroforme). Sorti guéri le 30 octobre.

(1) Voir Charlot, in thèse Paris 1900, les hématomèses dans l'appendicite.

I. Antécédents. — A) *Commémoratifs.* Rien de spécial au point de vue héréditaire. Santé excellente, le malade a eu une pneumonie grippale en 1899, mais il s'est parfaitement remis.

B) *Histoire de la maladie actuelle.* Le malade a été pris subitement au milieu de son repas, le 29 septembre 1900, d'une douleur violente au niveau du ventre, douleur localisée dans la fosse iliaque droite, douleur subite qu'aucun effort ne peut expliquer, il se couche et à trois heures de l'après-midi, il appelle un médecin qui le fait conduire d'urgence à l'hôpital.

C) *Examen du malade.* Reçu dans le service de M. Poirier. M. Roche, interne du service, l'examine. Il constate le ballonnement du ventre, la douleur a son maximum au point de Mac-Burney, empâtement dans la fosse iliaque droite. L'intervention est décidée. Le pouls 90. La température est de 39°5.

Le malade n'a pas eu de vomissement.

II. Opération. — L'opération est pratiquée par M. Roche. Incision de 10 centimètres au Mac-Burney. Une collection purulente est évacuée, l'appendice est retrouvé facilement, il est de la grosseur de l'index. Il n'a pas de perforation et ne contient pas de calcul (1).

Il est réséqué selon la méthode pratiquée dans le service, la plaie est très largement drainée par deux drains, l'un placé selon la direction de l'appendice, l'autre plonge dans la cavité de la collection purulente. Deux points de suture seulement sont pratiqués aux deux angles de la plaie. Pansement à la gaze. Injection sous cutanée de 1.000 grammes de sérum.

III. Evolution des phénomènes post-opératoires. — Le 30 septembre la température est normale, le malade ne souffre plus. Il a eu une garde-robe abondante et il demande à manger. Le régime lacté est cependant continué. Le huitième

(1) L'examen par M. Læper, interne des hôpitaux, est le suivant: Traînées lymphangitiques multiples et distinctes, lésions sous-muqueuses multiples avec nécrose partielle.

jour les drains sont enlevés et le malade sort guéri le 30 octobre, la plaie est fermée.

Nous l'avons revu au commencement de février. Il n'éprouve aucune gêne, ni douleur du fait de sa cicatrice. Il n'a pas d'éventration.

OBSERVATION VI

Appendicite tiède chez un malade traité longtemps pour coliques hépatiques. Laparotomie latérale. Ablation de débris d'appendice. Drainage. Guérison.

Le nommé B..., Émile, employé aux tramways.
Entré le 1er octobre 1900.
Opéré le 1er octobre. Chloroforme. Sorti guéri le 15 novembre.

I. **Antécédents.** — A) *Commémoratifs.* Le malade n'eut aucune affection dans le jeune âge. A 20 ans il contracta les fièvres des colonies et depuis cette époque il fut soigné pour coliques hépatiques. On ne trouve cependant aucun antécédent héréditaire lithiasique.

Le malade nous dit avoir eu 7 ou 8 crises depuis l'âge de 20 ans. Elles furent toutes caractérisées par de la douleur dans l'hypocondre droit, cependant elles n'irradiaient que fort peu dans l'épaule, elles étaient accompagnées d'un léger ictère, de fièvre, d'anorexie, de constipation, mais non de vomissements. La crise avait une durée d'une dizaine de jours pendant lesquels le malade devait garder le lit.

Nous faisons préciser au malade les points douloureux pendant les crises et il nous montre une ligne remontant à un travers de main au-dessus du point de Mac-Burney. Nous insistons pour savoir si les douleurs irradiaient dans l'épaule droite, le malade n'est point affirmatif.

II. **Maladie actuelle.** — A) *Commémoratifs.* La dernière crise a lieu le 24 septembre 1900. Le malade est pris brusquement d'une douleur vive au milieu de la promenade. La douleur est localisée dans l'hypocondre droit, irradiant dans la fosse iliaque droite. Elle ne diffère des douleurs des crises antérieures que par les irradiations iliaques.

Des vomissements alimentaires puis bilieux se succèdent avec une étonnante rapidité, on transporte le malade à son domicile. Le médecin appelé ordonne de la glace et une médication opiacée. Pendant quelques jours le malade a de la fièvre. Le 26 septembre la température est de 39°2, c'est le seul chiffre dont se rappelle le malade.

Le 28 et le 29 légère amélioration, cependant sur l'instance du médecin il entre à l'hôpital pour se faire opérer.

B) *Examen du malade à l'hôpital.* Le 1er octobre, jour de son entrée à la salle Lisfranc, la température est de 37°8, le ventre est ballonné mais peu douloureux, la constipation est opiniâtre, il y a 8 jours que le malade n'a pas été à la selle.

La palpation quoique difficile décèle un empâtement de toute la fosse iliaque, empâtement remontant très haut du côté du foie.

L'opération est décidée et faite par M. Roche que nous assistons.

III. Opération. — Incision oblique en bas et en dedans au niveau du point de Mac-Burney. On tombe sur une grande masse épiploïque qui est légèrement écartée, et l'on va prudemment à la recherche du cœcum que l'on trouve facilement, *mais il est très haut situé*, on le contourne et l'on ne trouve à son voisinage que *des débris d'appendice, plutôt qu'un appendice,* débris qui sont entourés d'adhérences auxquelles il n'est pas touché.

Les lésions macroscopiques portent surtout sur la partie basale de l'appendice.

Les lésions *microscopiques sont multiples,* lésions folliculaires nombreuses, ulcérantes et nécrosantes.

On draine largement par deux drains et une mèche de gaze et la plaie est laissée béante.

IV. Évolution après l'opération. — Les jours suivants les douleurs disparaissent complètement, la température revient à la normale et le malade demande à manger, il ne se plaint que de constipation.

Des lavements sont ordonnés.

Le huitième jour après l'opération les drains sont enlevés, le malade fait une ascension thermique et nous les remettons le endemain, tout rentre dans l'ordre. Ils ne seront enlevés que le quinzième jour.

Le malade sort guéri le 15 novembre 1900. Nous l'avons revu dans le courant de février. Il ne souffre pas, l'état général est excellent.

OBSERVATION VII

Appendicite aiguë avec liquide purulent dans la grande cavité péritonéale. Appendice perforé. Opération, guérison.

Joseph C., menuisier, 48 ans.
Entré le 5 octobre 1900.
Opéré le 6 octobre (chloroforme), sorti guéri le 7 novembre.

I. Antécédents. — A) *Commémoratifs.* Le malade qui est très robuste n'a jamais eu aucune affection sérieuse.

II. Histoire de la maladie. — Deux jours avant son entrée le malade fut pris de douleurs abdominales vives qui le décidèrent à appeler un médecin : envoyé immédiatement à l'hôpital, on constate à son entrée que ce malade qui a eu des vomissements fréquents depuis la veille a le ventre ballonné : la palpation est douloureuse et difficile, on constate néanmoins au niveau de la fosse iliaque droite (région du Mac-Burney) une masse inflammatoire. Le malade a le facies grippé. Le pouls est petit. La température est de 38°4. L'intervention urgente est décidée.

III. Opération et évolution post opératoire. — Le 6 octobre 1900. A) *Opération.* Incision oblique en bas et en dedans au niveau du Mac-Burney : issue d'un liquide purulent. La masse inflammatoire englobe l'épiploon et une partie de l'intestin. L'appendice est recherché : il est très gros, court et perforé à son extrémité. Sa longueur est d'environ 6 centimètres. Au milieu de cette masse, le *méso appendice lardacé est énorme*. On fait l'ablation de l'appendice et de son méso. Un drain dans la fosse iliaque : un autre dans la grande cavité péritonéale. On place une mèche dans la plaie qui est laissée béante. Sérum sous cutané 1 litre.

B) *Histologie*. L'appendice est à follicules absolument méconnaissables. L'épithélium n'est pourtant pas entièrement disparu. La transformation polynucléaire est complète : toutes les parois participent à cette transformation. La nappe se continue directement avec du tissu graisseux, infiltré sous-péritonéal et peut-être épiploïque.

C) *Evolution*. La température est tombée le lendemain, le pansement est souillé de pus pendant quelques jours, les drains sont enlevés le dixième jour et le malade sort *guéri* le 7 novembre.

OBSERVATION VIII

Appendicite aiguë. — Appendice dans le petit bassin accolé aux anses intestinales et contenant un calcul. — Pelvi-péritonite. — Opération. — Guérison.

Le nommé R. Guillaume, 31 ans, fondeur.
Entré le 27 octobre.
Opéré le 27 octobre.
Sort guéri le 22 novembre.

I. **Histoire de la maladie.** — Le malade souffrait du ventre depuis cinq ou six jours, les douleurs étaient plus fortes à droite ; il entre en médecine.

L'état général s'aggravant, la température étant à 39° P. 105, l'intervention est décidée.

II. **Opération.** — L'opération est pratiquée par M. Prat, interne des hôpitaux.

Une incision latérale est pratiquée. On ne trouve pas de liquide dans le ventre. Les anses intestinales libres sont rouges, légèrement enflammées.

L'appendice est dans le petit bassin accolé aux anses, le méso-appendice est volumineux et très enflammé. On résèque l'appendice qui contient un calcul stercoral, on draine largement et on laisse la plaie béante.

Sérum sous-cutané, 1 litre.

L'examen de l'appendice montre un envahissement polynucléaire des follicules, l'épithélium de surface présente une desquamation légère.

III. Évolution post-opératoire. — La température tombe et dès le lendemain l'état général s'améliore.

Suites normales. Le malade sort guéri le 22 novembre.

OBSERVATION IX

(Due à l'obligeance de M. Chanu, externe)

Appendicite aiguë. — Péritonite généralisée 48 heures après les phénomènes du début. — Appendice perforé. — Opération. — Guérison.

Le nommé Pierre Bouss..., 33 ans, maréchal-ferrant.
Entré le 19 novembre 1900.
Opéré le 19 septembre, sorti guéri le 15 décembre.

I. Histoire de la maladie. — Le malade, d'une vigoureuse et belle apparence fut pris en pleine santé, le 17 novembre au matin, d'une violente douleur dans la fosse iliaque droite. Il est forcé de s'aliter, il a des vomissements répétés et tout ce qui est pris est aussitôt rejeté. Le ventre est ballonné et reste très douloureux jusqu'à son entrée à l'hôpital.

II. Examen du malade. — La température est à 39° 7, le pouls est à 120, ; le facies pâle, souffrant, grippé. Le ventre est sensible sur toute sa surface; il est très douloureux dans la fosse iliaque droite.

A ce niveau, malgré la résistance des plans musculaires, le palper reconnaît sans peine une masse dure non fluctuante qui remplit toute la région. L'opération est décidée.

III. **Opération le 19 novembre.** — Opérateur M. Poirier. La paroi sectionnée (incision latérale), un pus fétide s'écoule de la grande cavité péritonéale. On tombe sur une grande masse épiploïque occupant toute la fosse iliaque droite, elle englobe l'appendice qui est de la grosseur du petit doigt, rouge, noir, rigide, perforé à sa base d'implantation.

Il est réséqué et l'on draine largement par deux drains pelviens et trois abdominaux. Plaie béante. Injection sous-cutanée de sérum.

IV. **Evolution post-opératoire.** — Le soir même de l'opération tous les phénomènes généraux se sont amendés, la température est tombée à 37°8, le pouls est à 96, le malade peut dormir.

Quand nous revoyons le malade le lendemain, le ventre est peu douloureux, la température n'est plus que de 37°2, le pouls est normal. Les drains sont retirés le dixième jour et le malade s'en va guéri le 15 décembre.

OBSERVATION X

Appendicite tiède. — Plissement longitudinal de l'aponévrose du droit donnant illusion d'un bourrelet profond. — Opération. — Guérison.

Le nommé Justin L.... 34 ans, cultivateur.
Entré le 11 décembre 1900.
Opéré, le 19 décembre 1900, chloroforme, sorti *guéri* le 10 janvier 1901.

I. **Histoire de la maladie.** — Cet homme très robuste n'a jamais eu aucune affection. Cependant au commencement de novembre il est pris au milieu de la nuit brusquement d'une douleur violente dans le ventre, douleur qui le réveille ; des vomissements apparaissent à 5 heures du matin.

Les douleurs, nous dit le malade, étaient généralisées à tout l'abdomen ; douleurs exquises sur tout le ventre pendant les trois jours qui suivent, le contact du drap était extrèmement pénible, et le moindre frôlement était douloureux.

Cependant le 4e jour la douleur s'était localisée dans la fosse iliaque droite et les vomissements avaient cessé. Puis tous les phénomènes s'amendèrent progressivement pendant une douzaine de jours.

Enfin le 28 novembre, nouvelle attaque. Douleurs dans le ventre irradiant dans la fosse iliaque droite. La fièvre reprend et des vomissements se manifestent à nouveau. Au bout de trois ou quatre jours, les phénomènes cessent et le malade peut reprendre son travail. Sur l'instance d'un de ses parents opéré d'appendicite, il se décide à entrer à l'hôpital et à suivre le conseil que son médecin lui avait donné de se faire opérer.

Quand le malade arrive à l'hôpital, les phénomènes généraux ont complètement disparu, la douleur n'existe plus, mais on sent une masse dure au niveau de la fosse iliaque droite, elle est très facilement appréciable. on fait le diagnostic d'épiploïte pensant qu'on avait affaire à une masse d'épiploon antérieurement enflammée.

A son entrée à l'hôpital le malade ne présente aucun phénomène vésical, il n'en a d'ailleurs jamais présenté.

II. Opération. Opérateur M. Poirier. L'incision latérale est pratiquée, la peau capitonnée d'une épaisse couche de graisse est sectionnée, le tissu cellulaire traversé, et l'on tombe bientôt sur les plans aponévrotiques. *A ce niveau, on remarque un épaississement notable de ces plans, ils sont plissés longitudinalement et comme fripés, ce sont eux qui nous avaient donné l'illusion d'une masse profonde que nous ne trouverons pas.*

L'appendice augmenté de volume (de la grosseur de l'index),

plonge dans le bassin ; il est adhérent aux anses voisines et ne contient pas de calculs.

D'anciennes parois d'abcès sont trouvées à ce niveau, un pus concret s'échappe en petite quantité. *Mais nulle trace de masse épiploïque enflammée au niveau de la fosse iliaque droite. La palpation nous avait induit en erreur.*

Deux drains sont placés dans le petit bassin, après la résection totale de l'appendice.

La plaie est suturée en partie, mais elle laisse passer les drains sans les étrangler.

Les suites opératoires sont des plus simples, les drains son enlevés le septième jour, et le malade sort guéri le 10 janvier. La plaie est complètement fermée.

Observation XI

Appendicite aiguë localisée avec phénomènes généraux graves Péritoine seulement congestionné. — Opération. — Guérison

Le nommé Léonard Seb..., 33 ans, tourneur en cuivre.
Entré le 1er janvier 1901.
Opéré le 2 janvier (chloroforme), sorti en traitement le douzième jour avec bon état général.

I. Antécédents. — Les antécédents héréditaires n'ont rien de remarquable.

A 21 ans, le malade contracta les fièvres paludéennes, les dernières crises datent de 1897. La santé générale est bonne, le malade est robuste.

II. Histoire de la maladie actuelle. — *Première crise en octobre 1900.* En octobre 1900, le malade est pris de coliques, il souffre surtout du côté droit, dans la fosse iliaque, les douleurs s'irradient dans le ventre et à la région lombaire.

Il voit un médecin qui ordonne une médication opiacée (laudanum) ; le soir, deux vomissements, la nuit insomnie, le lendemain, il entre à l'hôpital Tenon dans un service de médecine.

De la glace est placée sur le ventre, régime lacté ; quinze jours plus tard, il sort de l'hôpital et se croit guéri.

Le malade peut reprendre son travail, mais il a une deuxième crise le 31 décembre.

2e crise le 31 décembre. Dans la nuit du 31 décembre au 1er janvier 1901, le malade est réveillé par une douleur violente localisée dans la fosse iliaque droite, il a des frissons, des vomissements, et pourtant le jour précédent la santé semblait très bonne, le malade n'avait eu aucun symptôme.

L'état général s'aggravant, un médecin conseille l'entrée à l'hôpital, et le malade est reçu salle Nélaton, dans la nuit du 1er janvier. La température est de 38°2, le pouls est à 120. L'état général est grave, l'opération est décidée et faite d'urgence le 2 janvier au matin.

III. Opération et phénomènes post-opératoires. — Opérateur M. Maubert, interne des hôpitaux de Paris. Une incision latérale est pratiquée. On tombe sur le cœcum, l'appendice est facilement trouvé, il est de la grosseur de l'index, il est rouge, en érection, adhérent par sa portion basale à la fosse iliaque. L'ablation complète en est faite. On ne trouve pas trace de pus dans la grande cavité péritonéale, seules les anses grêles voisines du cœcum sont légèrement rosées, on ne trouve point non plus de foyer purulent localisé.

On draine largement par deux drains et la plaie est laissée béante. Pansement. Injection de sérum.

L'appendice ouvert séance tenante est gorgé de pus, sa muqueuse s'en va en lambeaux.

Les suites furent normales, le 7e jour les drains sont retirés et le malade demande à rentrer chez lui le 12e jour de son opération.

OBSERVATION XII

Appendicite aiguë avec gâteau épiploïque dans la fosse iliaque droite. Opération. Guérison.

Le nommé Joseph V...., charcutier, 18 ans.
Entré le 8 octobre.
Opéré le 8 octobre, sorti *guéri* le 10 novembre.

I. Antécédents. — Le malade d'aspect robuste n'a jamais eu aucune affection.

II. Histoire de la maladie. — *1re Attaque en septembre 1900.* Début brusque spontané, sans qu'aucun effort ne puisse l'expliquer. Douleur localisée dans la fosse iliaque droite.

Le point de Mac Burney est indiqué par le malade comme ayant été le point le plus douloureux. Les douleurs que le malade compare à une colique violente sont accompagnées de frissons de fièvre, de vomissement. Le malade est alité quelques jours et peut enfin reprendre son travail.

2e attaque le 6 octobre 1900. — Des douleurs semblables à celles que le malade eut en septembre apparaissent au niveau de l'abdomen, elles s'accompagnent de fièvre, de vomissements, de constipation. Elles sont irradiées dans tout l'abdomen, cependant le ventre est plus sensible dans la fosse iliaque droite.

Le malade rentre à l'hôpital le 8 octobre et l'opération est faite d'urgence par M. Roche.

III. Opération. — Opérateur M. Roche. Quand le malade est sous le chloroforme, l'abdomen est légèrement tendu, on constate un *empâtement net* dans la fosse iliaque droite, mais on n'a pas de fluctuation.

L'incision de la paroi faite, un vaste gâteau épiploïque

masque le cæcum, une petite partie est réséquée. L'appendice facilement trouvé est totalement enlevé. Il est tuméfié, de la grosseur de l'index, et coudé à angle droit. Drainage, plaie béante.

Le soir même de l'opération, la fièvre est tombée, le malade se sent mieux. Evolution normale. Le malade sort guéri le 10 novembre.

OBSERVATION XIII

Due à l'obligeance du docteur Leclerc, de Saint-Lo.

Appendicite aiguë avec phénomènes vésicaux. — Opération. — Impossibilité matérielle de réséquer l'appendice trop bas situé dans le petit bassin. — Guérison.

G. Allain, 17 ans. Grand garçon. Pâle et nerveux. Aucun antécédent.

Opéré le 31 décembre 1900 à la deuxième crise.

21 novembre 1900. Après le dîner de midi, en sortant du cabinet où il venait d'avoir une selle molle, il a été pris d'une douleur au *creux épigastrique.* A 5 heures, vomissements bilieux : rejet de tout ce qui est pris.

22 novembre. 4 h. matin : persistance des crampes d'estomac et des vomissements. Douleurs dans le bas ventre.

8 heures matin : T. Ax, 37°.

4 heures soir : T. Ax, 37° 7 P., 104, a vomi à 2 heures un liquide porracé : c'est le dernier vomissement qu'il aura. Faciès un peu grippé. Ne peut faire un mouvement sans éprouver une sensation nauséeuse et sans souffrir dans le côté droit du ventre. Elancements dans l'urèthre. Pas de selles.

Examen. A droite : pas de contracture de la paroi. Circulation de la peau normale. On sent dans toute la fosse iliaque une tuméfaction douloureuse à la moindre pression.

A gauche : Douleur dans la fosse iliaque.

8 h. 1/2 soir. Malade soulagé par une application de glace. Figure calme, normale, rosée. Pas d'urine depuis ce matin. P., 116.

23 novembre. Nuit calme. A dormi à trois reprises. A trois reprises un petit frisson pendant cinq minutes, suivi de transpiration à la face. Envies fréquentes d'uriner.

8 h. 1/2 matin. T. 37° 3. P., 108.

Toute la zone sous-ombilicale est douloureuse à la pression avec maximum dans la fosse iliaque droite principalement tout près de l'arcade de Fallope. Douleur également mais moins accentuée au Mac Burney.

Cathétérisme : un litre d'urine foncée ; la sensibilité de la moitié gauche du ventre et de la région hypogastrique a disparu ; il reste un peu de sensibilité lorsqu'on retire brusquement le doigt qui déprime la paroi (péritonisme). 8 h. soir T. 38° 2. P., 108. Le malade a éprouvé quelques douleurs au niveau de la région épigastrique (borborygmes). La pression est moins douloureuse dans la fosse iliaque droite ; le doigt qui déprime déplace des gaz au niveau du cœcum. Suffusion biliaire des conjonctives. L'urine retirée par le cathétérisme a un reflet safrané.

24 novembre. A rendu quatre fois des gaz dans la nuit. 8 heures matin T., 36° 3. P., 96.

Langue plus humide ; la pointe n'est plus sèche comme hier. Ventre de plus en plus souple à la pression, on sent toujours une tuméfaction grosse comme un petit marron vers la partie interne de la fosse iliaque. Le doigt qui déprime toute la région sous-ombilicale ne donne plus lieu à une douleur aussi vive que les jours précédents.

8 heures soir, T. 36° 5. P. 92. A rendu beaucoup de gaz toute la journée. Cathétérisme nécessaire tous les jours jusqu'au 30 novembre.

25 novembre : La fosse iliaque droite se déprime ; on distingue nettement l'épine iliaque antéro supérieure, signe que le ballonnement diminue.

8 heures soir, T. 36° 1. P., 84.

26 novembre. Bonne nuit.

8 heures matin, T. 36° 2. P., 84. Rénitence peu douloureuse dans la fosse iliaque. Rend toujours des gaz.

8 heures soir, T. 37. P. 80.

27 novembre. Une selle liquide dans la nuit.

8 heures matin, 36° 6. P., 72.

Langue toujours saburrale. 8 heures soir T. 36° 9. P., 72. La fosse iliaque se déprime de plus en plus.

28 novembre. Bonne nuit.

8 heures matin T. 36° 5. P. 68.

Les mouvements sont faciles et non douloureux. La région cœcale est souple et sans la moindre tuméfaction. Pas de douleurs à la pression ni au Mac-Burney ni au-dessus de l'arcade.

29 novembre. Très bonne nuit. T., 36° 2 à 8 heures du matin P. 72. Il n'y a plus d'ictère conjonctival. L'urine est plus claire la langue moins chargée.

8 heures soir T. 37°. P. 60.

30 novembre. A éprouvé cette nuit une sensation de pesanteur sur le fondement. Gargouillements dans la fosse iliaque.

8 heures matin T. 37° 3. P., 76.

8 heures soir T. 36° 9. P. 68. Besoin d'aller à la garde-robe : pour y aider, on donne un lavement d'un verre d'eau chaude.

1er décembre. Matin T. 36° 5. P., 76. Soir T., 37°.

2 décembre. Matin T. 37°. P., 92. Ne souffre pas. Ventre souple.

Soir T. 36° 9. P. 88.

3 décembre : Matin, T. 39°5 ; P. 88. Langue toujours chargée. Soir, T. 36°6. A été levé toute la journée.

4 décembre : Matin, T. 36°9 ; P. 92. Se sent aussi bien que possible.

5 décembre : Matin, deux selles depuis hier. Langue chargée. Région iliaque souple. Digère bien ce qu'il prend.

Part aujourd'hui pour Granville en convalescence.

Examen et opération par M. Poirier. (Nous rapportons textuellement cette observation que nous devons à la bienveillance de M. Poirier.)

J'avais vu le malade deux fois, le 25 et le 26 décembre ; la température était normale : on constatait seulement des mictions fréquentes et douloureuses ; le malade ne pouvait, disait-il, uriner que dans une serviette ; le contact de l'urinal, même chauffé, l'empêchait d'uriner. Je grondai doucement ce jeune homme d'une nervosité excessive. J'insistai surtout sur ce point qu'une intervention serait grave, en raison des nombreux boutons suppurés et de l'irritation de la peau des fesses et du périnée qui macéraient dans l'urine. Séance tenante, il urina dans un vase. On put recueillir les urines et les analyser ; elles étaient normales.

La palpation, même profonde, de la fosse iliaque ne révélait aucune douleur. Le toucher rectal était négatif. Mon embarras était grand. Je pensai à l'inflammation d'un appendice descendant anormalement dans le petit bassin. Mon diagnostic était fondé sur les observations très précises des docteurs Leclerc et Letourneur qui avaient vu le malade lors de sa première attaque à St-Lô et avaient constaté de l'empâtement dans la fosse iliaque droite. Ce diagnostic n'était point assez sûr pour conclure à une intervention, surtout en l'absence de fièvre. Je conseillai le régime lacté et confiant le malade au docteur Letourneur, je revins à Paris.

Le 28 et le 29 décembre, la température monte le soir à 38° ; le pouls étant à 70. Le 30, elle monta subitement à 40° et je fus rappelé près du malade. Je le vis le 31 au matin : la température était à 39°8 et le pouls à 101 ; le ventre était *souple et creux partout*, le malade n'était pas allé à la garde-robe depuis deux jours. Les mictions étaient fréquentes, mais non douloureuses. Le toucher rectal me montra un peu d'empâtement à droite, au-dessus de la base de la prostate. J'explorai la fosse iliaque creuse avec soin, profondément, rien. Je conclus à l'inflammation d'un appendice anormalement situé et résolus d'intervenir

car l'état général était assez grave : pommettes rouges, langue
sâle, sèche au milieu. Je n'étais pas très d'aplomb sur mon
diagnostic et fis quelques réserves sur la nature de la lésion,
pensant à la possibilité d'une tuberculose.

A deux heures de l'après-midi, j'opérai avec l'aide des docteurs de la Berlière, Letourneur et de mon frère. L'incision
sur le bord externe du muscle droit me conduisit d'emblée dans
la grande cavité péritonéale : elle était saine. En relevant
l'épiploon pour aller à la recherche du cœcun, je constatai qu'il
s'enfonçait vers le petit bassin où il était retenu par quelques
adhérences ; je trouvai le cœcum sain, mais ne pus contourner
l'extrémité qui s'enfonçait vers le petit bassin. Pendant qu'un
aide retenait les anses grêles, je suivis le cœcum, descendant
avec lui, décollant des adhérences ; après un quart d'heure de
travail, j'étais au plancher pelvien, je reconnaissais les vési-
cules séminales et la base de la prostate, mais je n'avais pas
encore vu l'appendice. A cette profondeur, je crevai du bout
de l'index une collection purulente, un peu jaunâtre, assez bien
liée, d'une fétidité caractéristique, elle remplit tout d'un coup
le long entonnoir que j'avais creusé. Je puis évaluer à 100
grammes environ la quantité de pus qui sortit : j'épongeai de
mon mieux et recueillis un amas de matières stercorales en
forme de calcul, gros comme un noyau de cerise, comme nous
sommes habitués d'en rencontrer dans l'appendice. Je retour-
nai pour agrandir avec l'extrémité de l'index et essayai en
vain de reconnaître et de dégager l'appendice ; j'agissais à une
trop grande profondeur. Je ne dis pas qu'il était *sage d'en rester
là* ; je dis que *force me fut de ne pas faire mieux*, parce que mes
doigts n'étaient pas assez longs. Je mis un drain dans cette
cavité, un autre derrière le cœcum et deux dans la grande
cavité péritonéale. La plaie fut rétrécie par trois points de
suture.

Les suites furent comme d'ordinaire d'une extrême simpli-
cité : la fièvre tomba immédiatement ; le pouls revint à la

normale ; au bout de trois jours, le malade eut une garde-robe spontanée et reprit un bel appétit.

Au bout de 7 jours les drains péritonéaux furent retirés ; le drain rétro-cœcal fut raccourci le 10e jour. J'avais formellement prescrit qu'il ne fût point touché au drain appendiculaire, qui descendait jusqu'au plancher pelvien.

Pendant les premiers jours, la plaie n'avait donné qu'un suintement sanguin assez abondant, puis l'écoulement était devenu peu à peu purulent. Au 17e jour, le docteur Letourneur m'écrivit que l'écoulement purulent avait subitement cessé, en même temps que le ventre se ballonnait et que la température remontait à 39°5. Je répondis par dépêche qu'il y avait sans doute rétention purulente, qu'il fallait retirer le drain pelvien, s'assurer qu'il n'était point obstrué et aller avec le doigt ou une bougie essayer d'ouvrir la collection qui s'était certainement formée. Mais, dans la nuit, les phénomènes s'amendèrent, en même temps que le malade rendait avec ses urines une notable quantité de pus. L'abcès s'était spontanément ouvert dans la vessie.

L'écoulement de pus avec les urines a duré cinq jours. L'état général est redevenu bon.

Actuellement, le malade se lève. On a commencé de raccourcir le drain pelvien. Je ne sais quand on pourra le supprimer.

L'appendice n'ayant pas été réséqué, il est possible qu'une fistule s'établisse et persiste plus ou moins longtemps. Dans un cas où en raison de l'extrême gravité de l'état général j'avais dû me borner à l'ouverture d'une collection purulente qui contenait plus d'un litre de pus, enfermé dans une poche dont les parois fibroïdes avaient l'épaisseur du pouce, la fistule ne s'est fermée qu'au bout de 2 ans. Je ne compare pas les deux cas, car dans la dernière, la collection purulente était formée depuis une première attaque qui remontait à trois ans : ses parois rappelaient par l'épaisseur et l'aspect les parois blindées de très vieilles pleurésies purulentes.

C'est la deuxième fois seulement sur 62 cas que j'ai été empêché par des difficultés matérielles d'obéir à la règle que je me suis faite : *Enlever toujours l'appendice et tout l'appendice.*

Une lettre datée de février, du docteur Letourneur, nous apprend que le malade est en voie de guérison.

Le pus a complètement disparu des urines, l'appétit est revenu, l'état général est bon.

OBSERVATION XIV

Appendicite aiguë. — Foyer purulent localisé et péritonite généralisée. — Appendice perforé. — Opération. — Guérison.

Le nommé P..., 31 ans.
Opérée le 6 mars 1901, le 2e jour de sa crise.

I. Histoire de la maladie. — Le malade eut une première crise en janvier 1901, traitement médical, amendement des phénomènes. *Le 3 mars*, nouvelle crise avec début brusque au milieu de la nuit. Douleurs dans la fosse iliaque droite. Vomissements. Constipation. Temp. 39°, pouls 115. Etat général grave. L'opération est déclarée urgente par M. P. Poirier, appelé en consultation.

II. Opération. — Opérateur M. Poirier.

Dissection d'un gâteau compact d'adhérences. Au cours de la dissection on ouvre très largement la grande cavité péritonéale qui laisse écouler une notable quantité de liquide, bouillon salé ; dégagement de l'appendice, assez court, perforé, sous-cœcal, résection de l'appendice. Un foyer sous-cœcal est ouvert, un verre d'un pus bien lié s'en écoule.

Drainage du foyer purulent, drainage de la grande cavité. Deux points de suture sont placés aux angles externes de la plaie.

Amélioration rapide. Guérison.

Le malade fut revu au mois de mai par le docteur Drouard, la santé est parfaite, la cicatrice résistante.

Observation XV (1)

*Appendicite aiguë avec masse épiploïque autour du cœcum.
Opération. — Guérison.*

La nommée Louise Grun, 63 ans.
Entrée le 10 mars 1900.
Opérée le 14 mars, sortie guérie le 29 avril.

I. Antécédents. — Bonne santé générale.

Cette malade a eu trois accouchements normaux; elle n'est plus réglée depuis l'âge de 52 ans. Elle n'a jamais souffert du ventre.

II. Histoire de la maladie. — Depuis le 7 mars, la malade éprouve quelques douleurs dans le ventre, elle est constipée. Elle se plaint de violents maux de tête, elle a perdu l'appétit. Les douleurs sont plus violentes le 9 et l'obligent à s'aliter.

A son entrée à l'hôpital le 10 mars, les douleurs irradient dans tout l'abdomen, elles n'ont pas leur maximum au Mac Burney.

La constipation est opiniâtre, la température est de 37°8, le pouls est normal. Défense de la paroi. Le toucher ne donne aucun renseignement net.

Le diagnostic est hésitant. Mais le 14 au matin les douleurs sont plus violentes, elles ont leur maximum dans la fosse iliaque droite, la température est de 38°5 et l'état général s'aggrave. Le diagnostic d'appendicite est posé et l'opération décidée.

III. Opération. — Opérateur. M. le docteur Poirier.

La malade sous le chloroforme est examinée avec soin.

(1) Ici commencent les observations relatives aux femmes, obs 1900.

On délimite très nettement une masse volumineuse dans la fosse iliaque droite, on fait même le diagnostic d'épiploïte péri-cœcale.

Après l'incision latérale on tombe effectivement sur une masse épiploïque qui entoure le cœcum et l'appendice hypertrophié, gangrené et perforé.

Cette masse est réséquée, l'appendice sectionné à sa base.

On peut alors explorer le petit bassin où l'on ne trouve aucune adhérence, rien d'anormal.

Après avoir contourné la face postéro-latérale du cœcum, on trouve de petits abcès qui sont ouverts et l'on remonte jusque dans la région hépatique qui est explorée.

Rien de particulier à ce niveau.

Deux drains sont placés, l'un en arrière du cœcum, l'autre moins profondément.

Deux points de suture sont faits aux angles externes de la plaie. Pansement.

Les suites sont des plus simples.

Température normale le soir de l'opération et les jours qui suivent.

Amélioration rapide. Elle sort guérie le 29 avril.

La malade fut revue en mars 1901, elle ne présente pas d'éventration et la santé est excellente depuis l'opération.

OBSERVATION XVI

Appendicite. — Plissement longitudinal de l'aponévrose du muscle droit faisant croire à la présence d'un appendice énorme. — Lésions peu apparentes de l'appendice. — Opération. — Guérison.

La nommée Adelaïde L.... 40 ans, ménagère.
Entrée le 14 juin 1900.
Opérée le 15 juin, sortie guérie le 20 août.

I. **Histoire de la maladie.**— Deuxième crise d'appendicite. Début le 10 juin.

L'observation ayant été perdue, nous ne pouvons rapporter que les détails écourtés consignés sur le registre d'opération.

II. **Opération.** — Opérateur, M. Roche. Laparotomie latérale.

Appendice coudé en V présentant très peu de lésions apparentes. Il est difficile à saisir à cause d'adhérences nombreuses, il est réséqué. Rien de particulier dans l'exploration du bassin. On suture la paroi mais l'on draine par un drain.

L'examen de l'appendice fut pratiqué par M. Loeper qui y relève une folliculite simple sans autres lésions au-dessus de la coudure ; au-dessous il trouve une folliculite ulcéreuse interne ouverte dans le canal appendiculaire.

Les suites furent normales et la malade sortit guérie le 20 août.

OBSERVATION XVII

Les 5 observations qui suivent sont résumées, ne contenant que les détails relevés sur le livre d'opération.

Appendicite aiguë. — Péritonite généralisée. — Adhérences de l'appendice à la trompe droite. — Opération. — Guérison.

La nommée Marie M..., 21 ans.
Entrée le 10 juillet 1900.
Opérée le 10 juillet. Sortie guérie le 10 août.
Première crise d'appendicite. Début le 8 juillet.

I. **Opération.** — Opérateur M. le docteur Rieffel. Laparotomie latérale. Péritoine plein de pus. *Appendice dans le petit bassin adhérent à la trompe. Libération des adhérences salpingiennes. Résection de l'appendice.*

Deux gros drains, l'un pelvien, l'autre abdominal. Suture partielle de la paroi. Pansement.

La malade est guérie le 10 août.

OBSERVATION XVIII

Appendicite aiguë. — Péritonite généralisée suppurée. — Appendice adhérent à la trompe droite. — Opération. — Guérison.

La nommée Victoire Prut..., 38 ans.
Entrée le 14 août (en médecine) 1900.
Opérée le 23 d'urgence. Sortie guérie le 14 octobre.

I. Histoire de la maladie. — Cette malade fut opérée d'urgence par M. Roche. Elle était entrée à l'hôpital dans son service de médecine le 14 août. elle n'avait pas de fièvre, se plaignait de vagues douleurs dans le ventre. Le 20 la température monte à 38° ; les jours suivants des phénomènes généraux graves apparaissent.

Hypothermie marquée, pouls petit, vomissements fécaloïdes, le 23 la température est remontée à 38°2, le pouls est incomptable.

II. Opération. Opérateur M. Roche.

Laparotomie latérale. De la grande cavité péritonéale s'écoule un liquide séro sanguinolent, *l'appendice adhérent à la trompe droite en est décollé*, et dans le Douglas un énorme abcès d'un pus fétide est ouvert. Deux drains, l'un abdominal, l'autre pelvien. La plaie est laissée béante. Pansement. Sérum intra-veineux 1000 grammes.

Suites normales. La malade sort guérie le 14 octobre.

OBSERVATION XIX

*Appendicite aiguë avec calculs. — Masse épiploïque dans la
fosse iliaque droite. Opération. Guérison.*

La nommée Clémentine Desy..., 23 ans.
Entrée le 20 août 1900.
Opérée le 21 août 1900, sortie. guérie le 13 septembre.

I. Histoire de la maladie. — Début le 18 août. Douleurs
dans la fosse iliaque droite. Vomissement. A son entrée on
constate une masse dans la fosse iliaque.

II. Opération. Opérateur M. Auvray. — Laparotomie latérale. Ablation de l'appendice contenant plusieurs petits calculs.
Suture des angles de la plaie. Deux drains. Pansement.
Suites normales. *La malade sort le 13 septembre.* Une fistule
persiste encore. La malade revient régulièrement pour ses
pansements, *le 26 septembre tout pansement est supprimé.* La
plaie est complètement guérie.

OBSERVATION XX

*Appendicite suppurée. Péritonite. Masses salpingiennes.
Opération. Guérison.*

La nommée Alphonsine Comb... 30 ans.
Entrée le 26 août 1900.
Opérée le 26 août 1900, sortie guérie le 11 octobre.

I. Antécédents. — (Nous n'avons ici que les indications
relevées sur le livre d'opérations.) Passé génital. Par le toucher, masses *salpingiennes.* Cependant symptômes d'appendicite: Douleurs vives au Mac-Burney. P. 90. T. 37.8. Défense
musculaire surtout à droite. *Diagnostic hésitant.*

II. **Opération** (1). — Laparotomie latérale. Pus dans le ventre à odeur de coli-bacille. Appendice dans le petit bassin adhérent par son sommet, et recouvert de fausses membranes. Résection de l'appendice. De plus dans le bassin on rencontre 2 masses salpingiennes qui sont laissées. Drains abdominal et pelvien. Plaie laissée béante.

Suites opératoires très simples. Cette malade fut revue par M. Prat le 1er décembre 1900. Pas d'éventration. Pas de douleurs. État parfait. Au toucher, utérus mobile. Les masses salpingiennes paraissent moins volumineuses, en tout cas, la pression n'est point douloureuse à leur niveau.

Observation XXI.

Appendicite suppurée, collections purulentes rétrocæcales.
Opération. — Guérison.

La nommée Maria Off..., 31 ans.
Entrée le 9 août 1900
Opérée le 10 août sortie *guérie* le 7 septembre.

I. **Histoire de la maladie.** — Prise brusquement le *8 août* d'une douleur violente avec maximum au Mac Burney (1re attaque), elle entre à l'hôpital *le 9 août.*

On constate une forte résistance musculaire, à droite, la fluctuation n'est pas perçue.

Rien de particulier au toucher.

La température est de 37°,2, le pouls est excellent.

La malade se trouve mieux et ne veut pas se faire opérer, cependant le lendemain 10 août, on la décide à une intervention.

II. **Opération.** — Opérateur M. Auvray. De nombreuses

____

(1) Opérateur, M. Prat.

adhérences sont trouvées au niveau du cœcum. On recherche l'appendice que l'on retrouve en arrière du cœcum, il est réséqué.

Plusieurs petits foyers purulents péricœcaux sont ouverts, un pus fétide s'en écoule (100 grammes environ).

Drainage, plaie laissée béante. Deux points de suture seulement ont été faits aux angles de la plaie.

Evolution normale. La malade sort guérie le 8 septembre. Nous avons revu la malade en mars 1901, l'état général est excellent, elle ne présente point d'éventration.

OBSERVATION XXII

Appendicite aiguë, avec péritonite aiguë généralisée. — Opération. — Guérison.

La nommée Elisa Br...., 16 ans 1/2.
Entrée le 13 octobre 1900.
Opérée le 13 octobre, sortie guérie le 23 novembre.

I. Histoire de la maladie. — Sans passé génital. Début brusque, le 12 octobre 1900 au matin, caractérisé par une douleur syncopale au niveau de la fosse iliaque droite. Frissons, sueurs froides. Etat général grave Pouls 130. Température, 37°8, lorsque la malade rentre à l'hôpital où elle est opérée d'urgence le 13 octobre.

II. Opération. — Opérateur M. Poirier. Laparotomie latérale droite (chloroforme). Péritoine inondé d'un pus gangréneux, 1 litre. Dans le petit bassin on trouve l'*appendice gangrené, perforé, il contient un corps étranger dur* ayant l'apparence d'un noyau de prune, *et formé de matières stercorales* en couches stratifiées. L'appendice est réséqué. Drainage du petit bassin, sous hépatique et abdominal. Deux points de suture seulement. Sérum intraveineux (1 litre) pendant 3 jours.

Chute de la température le deuxième jour, amélioration progressive dans les jours suivants. La malade sort guérie le 23 novembre.

Nous avons revu la malade plusieurs fois. La santé générale est excellente, il n'y a pas d'éventration.

Observation XXIII

Appendicite à froid. — Plissement longitudinal de l'aponévrose du droit. — Traces de lésions péritonéales anciennes. — Opération avec suture de la paroi (sans drain) guérison.

La nommée Louise Go..., 26 ans, émailleuse.
Entrée le 28 novembre.
Opérée le 1er décembre.
Sortie *guérie*, le 28 décembre.

I. Antécédents. — Femme robuste, santé générale excellente, sans passé génital. Aucune affection jusqu'à l'âge de 25 ans.

II. Histoire de la maladie. — Il y a un an après avoir dîné, elle ressent une douleur violente au niveau du ventre, douleur comparée à une colique très forte, localisée dans la fosse iliaque droite, fièvre, vomissement dans la nuit. Elle eut à cette époque de *la diarrhée*. Amélioration puis reprise des crises, et périodes d'accalmies.

Cependant depuis la première crise une douleur vague, limitée dans la fosse iliaque, a toujours persisté, *la diarrhée est fréquente, jamais de constipation*.

A l'examen, dans la fosse iliaque, on sent un cordon vertical de la grosseur du doigt, dont la palpation provoque une légère douleur.

III. Opération. — Opérateur M. Poirier. — La peau, le tissu cellulaire traversés, on rencontre un *épaississement apo-*

nécrotique notable d'une longueur de quelques centimètres et donnant la sensation d'un cordon dur, cet épaississement est longitudinal, enfin la section de la paroi complètement faite le cœcum apparaît. L'appendice difficile à trouver est petit, souple en forme de J collé contre la face postérieure du cœcum, il est dégagé, sectionné à sa base.

On ne trouve que quelques adhérences péritonéales, l'examen du petit basssin est fait, rien d'anormal.

Suture de la paroi sans drain. Au huitième jour, lors du premier pansement, un petit abcès pariétal est ouvert, un petit drain y est placé. Guérison rapide. La malade n'a pas fait de température.

Elle sort guérie, le 28 décembre, les douleurs ont complètement cessé, il n'y a *plus de diarrhée.*

La malade revue, au mois de février, est en excellente santé; elle déclare ne plus souffrir.

OBSERVATION XXIV

Due à l'obligeance de M. Prat, interne des hôpitaux.

Appendicite aiguë avec péritonite suraiguë généralisée avec abcès collecté au milieu des anses grêles. — Intoxication grave. — Opération. — Guérison.

La nommée Elisa Pich..., 15 ans
Entrée, 3 décembre.
Opérée, 3 décembre.
Sortie *guérie,* 11 janvier 1901.

I. Antécédents. — La malade est peu robuste. Depuis l'âge de 10 ans, elle souffrait souvent dans le ventre surtout à droite. Coliques violentes avec constipation opiniâtre, parfois accompagnées de vomissements. Ces malaises fréquents, nous dit la malade, ne la forcèrent pas à garder le lit.

II. Histoire de la maladie actuelle. — Le 1er décembre

au matin, douleurs violentes surtout à droite, constipation, sept vomissements dans la journée. Purgation le 3 au matin, mais l'état général s'aggrave, les douleurs sont plus violentes, vomissements nombreux, le soir la malade entre à l'hôpital.

A son entrée à la salle Richard-Wallace, le ventre est peu ballonné, la malade indique la fosse iliaque droite comme douloureuse. Point de Mac-Burney. *Au palper résistance musculaire très intense dans la fosse iliaque droite, du côté gauche la palpation est plus facile*. Pouls, 120. Température, 39°6. Teint plombé. Yeux excavés.

III. Opération. — *Opérateur M. Prat. Laparotomie latérale le 3 décembre 1900 à onze heures du soir. Chloroforme.*

Le péritoine incisé, un liquide sale s'en échappe. La grande cavité péritonéale est libre d'adhérences et pleine de pus. Dans la fosse iliaque entre des anses grêles, un petit abcès est trouvé entouré de quelques fausses membranes. Sous le foie, en position horizontale, on sent un bouchon d'épiploon adhérent à quelques anses intestinales. En décollant le long d'elles, on arrive sur l'appendice gros, court, lie de vin, avec fausses membranes grisâtres, l'extrémité est gangrenée, il est couché dans une gouttière, dans une niche de l'épiploon considérablement épaissi et tuméfié. On dirait un œuf dans son lit placentaire.

Résection de l'appendice et du bouchon épiploïque.

Drains dans le petit bassin, la grande cavité péritonéale et sous le foie. Une mèche empêche la sortie des anses. Plaie laissée béante. Sérum sous-cutané.

IV. Phénomènes post-opératoires — *Le 4* au soir, la température est de 37°. *Le 5*, au matin, t., 39; p. 110. Plaie sèche, pas le moindre écoulement de liquide, ventre plat, état général grave.

Saignée au bras de 250 grammes. Injection de sérum intraveineux, 800 grammes. Amélioration nette. Sommeil. Le soir, T. 38°4; P. 100.

Le 6, amélioration, T. 38; P. 08.

Le 7, au matin, amélioration plus accentuée encore. Pansement : il est souillé d'un peu de pus. La plaie a un aspect bien meilleur. Les drains sont sortis, lavés et replacés. Le soir, l'état général est satisfaisant, on continue les injections de sérum.

Depuis, l'amélioration est progressive malgré un peu de diarrhée persistant pendant quelques jours.

Le 12, les drains sont mis plus petits.

L'amélioration est rapide. La malade s'alimente.

Les derniers drains sont enlevés le 24 décembre, c'est-à-dire le vingtième jour après l'opération. La malade se lève le 28 décembre et sort guérie de l'hôpital, le 14 janvier 1901. La plaie est cicatrisée.

OBSERVATION XXV

Appendicite aiguë. Abcès rétro-cœcal. Pus dans le petit bassin.
Péritonite de moyenne intensité. Opération. Guérison.

La nommée Victorine Ram..., 27 ans, domestique.
Entrée le 18 décembre 1900.
Opérée le 18 décembre, sortie *guérie le 24 janvier 1901.*

I. Antécédents. — Santé générale excellente.

Femme robuste, sans passé génital (vierge), première crise d'appendicite (??) il y a six mois, cette crise n'aurait été caractérisée que par des douleurs abdominales vagues, douleurs s'étant manifestées pendant huit ou dix jours et ayant augmenté au moment des règles.

II. Histoire de la maladie. — Début samedi 15 décembre au lever. Douleurs violentes, brusques, localisées à la fosse iliaque droite. Frissons répétés, vomissements deux heures après le début. Constipation.

A son entrée à l'hôpital le 18 décembre, ventre ballonné, douleurs à droite, maximum d'intensité au Mac-Burney, défense musculaire très marquée à droite, à gauche la paroi se déprime facilement.

Au toucher, culs-de-sac profonds libres, mais extrêmement douloureux.

P. 120, T. 38°9.

III. Opération. — Opérateur M. Prat. Chlor. Laparotomie latérale. Le cœcum se présente, derrière lui, accolé contre sa face postérieure est *l'appendice perforé* à son extrémité et retourné en crochet. Un vaste abcès (un demi-litre de pus) rétro-cœcal à odeur caractéristique est évacué.

Libération et résection de l'appendice.

Dans le petit bassin où on explore systématiquement, on trouve une quantité énorme de pus (1 litre), les anses intestinales sont congestionnées.

Drainage large, drain derrière le cœcum, drain dans le bassin, drain dans la grande cavité péritonéale. Pansement, sérum sous-cutané 80 gr.

Les jours suivants chute de la température, pouls normal. Amélioration très rapide. La malade sort complètement remise.

OBSERVATION XXVI

Appendicite aiguë avec abcès rétro-cœcal. Péritonite généralisée avec liquide louche. Appendice perforé. Opération. Guérison.

La nommée Bay.., 25 ans.
Opérée le 15 février 1901, le troisième jour de sa crise.

I. Histoire de la maladie. — Depuis trois mois la malade se plaint de malaises d'estomac, de coliques, de constipation. Elle reste couchée 2 jours en décembre 1900 *avec douleurs iliaques*. En janvier 1901 s'est alitée 3 jours pour *douleurs iliaques à droite*.

Règles irrégulières, pertes blanches, ventre ballonné depuis ces trois derniers mois.

DÉBUT *le 12 février 1901.* — Indigestion, diarrhée, vomissements. Douleurs dans la fosse iliaque. *Le 13 février* douleurs localisées au Mac-Burney, défense musculaire énorme, pouls 85. T. 38, facies bon. le 14 février T. vaginale, 39° pouls 86, facies bon, le médecin décide d'attendre, mais *le soir* les accidents se précipitent, le ventre se ballonne, la température monte à 39°6, pouls 134, facies grippé, M. Poirier déclare l'opération urgente.

II. **Opération.** — Opérateur M. P. Poirier. L'appendice est perforé. Un abcès rétro-cœcal est ouvert, un demi-litre de pus est évacué, un liquide louche s'échappe de la grande cavité. Résection de l'appendice. Large drainage rétro-cœcal et péritonéal. Suture incomplète.

Chute des phénomènes, amélioration rapide, guérison.

OBSERVATION XXVII

Appendicite aiguë avec péritonite généralisée cher une nouvelle accouchée. Appendice avec calcul. — Opération mort.

La nommée Juliette Char..., 15 ans et six mois.
Entrée le 13 février 1901 en médecine.
Opérée seulement le 16 février, morte le 3 mars.

I. **Histoire de la maladie.** — Cette malade accouchée le 15 janvier 1901 d'un enfant vivant, a été prise le *le 10 février 1901* de nausées suivies de vomissements.

En même temps des douleurs abdominales très vives l'obligèrent à garder le lit.

(Elle se levait et vaquait déjà à son travail depuis une dizaine de jours.)

Le 12 février, frissons, fièvre, état général grave, elle est

admise d'urgence en médecine, mais le *diagnostic est hésitant.*

En effet à son entrée peu d'hyperesthésie cutanée, peu de résistance de la paroi abdominale, point douloureux non localisé
au Mac Burney, en revanche point ovarien droit très douloureux, il est même difficile de pratiquer le toucher tant le cul-de-
sac latéral droit est sensible.

L'état général est grave, le pouls est à 110, la température:
38°5. Deux vomissements verdâtres dans la nuit du 15 au 16.
En présence de cet état alarmant, l'interne en médecine fait
transporter la malade en chirurgie. M. Prat examine la malade et décide l'intervention immédiate.

II. Opération. — Opérateur M. Prat.

Lorsque la malade est sous le chloroforme on constate une
légère défense musculaire de la paroi surtout prononcée à
droite.

La fosse iliaque droite est empâtée mais il n'est point trouvé
de fluctuation. Par le toucher, *l'utérus est trouvé petit, mobili-
sable, en légère antéflexion, on ne trouve pas de masse annexielle.*

A cet examen le diagnostic d'appendicite aiguë est porté.

L'ouverture de la paroi est faite, on trouve *un premier abcès,*
de pus très fétide, entre la fosse iliaque et le cœcum. *L'appendice tuméfié,* adhérent, est compris entre le cœcum, une anse
grêle et une frange épiploïque très augmentée de volume. Il
est perforé, gangrené et contient un calcul stercoral de la grosseur d'un noyau de cerise. Résection de l'appendice, résection
de son méso très augmenté de volume et friable. Ouverture au
niveau du bassin d'un *deuxième abcès,* le pus est fétide et mal lié,
il s'en écoule un demi-litre. Dans la grande cavité péritonéale
le pus est abondant et mal lié (1 litre environ). — Drainage —
drain pelvien, abdominal, drain dans la fosse iliaque. La plaie
est laissée béante — 1 litre de sérum intraveineux. Pansement

Amélioration progressive pendant *les premiers jours* malgré un peu de toux que le malade avait avant son opération.

Le 4ᵉ jour après l'opération, *le 20 février* on constate un peu de ballonnement du ventre. Le pouls est à 120 ; la température est de 37°4. Un abcès limité, du côté du moignon appendiculaire est ouvert avec une sonde cannelée. — Nouveau drainage.

Le soir amélioration, la température est à 37°5.

Le 23 février la température monte à 39° le pouls est à 132. Phénomènes de péritonite s'accentuant progressivement. le ventre se ballonne, la langue est sèche, vomissements alimentaires puis verdâtres, cependant *le facies reste bon*, la malade n'accuse aucune douleur.

En présence de l'état général grave, on décide une nouvelle intervention et *le 25 février*, la malade étant sous le chloroforme. on détruit les adhérences (opérateur M. Poirier) ; ouverture de 3 petites collections de pus lié contenant une cuillerée à café de pus. Dans la grande cavité, sérosité. — Cinq drains sont placés mais il n'est pas fait de contre-ouverture.

Le 27 février. Les phénomènes généraux s'accentuent, la température monte brusquement de 38 à 40°5. le foie est douloureux, le ventre se ballonne de plus en plus, à partir de ce moment seulement le facies devient mauvais, grippé. On pratique alors une saignée de 300 grammes et l'on injecte 1.000 grammes de sérum intraveineux. Les jours suivants injection de sérum, mais les phénomènes s'aggravent de plus en plus, chute brusque de la température. pouls incomptable, vomissements verdâtres répétés, ni hématémèse ni mœléna... Coma et mort le 3 mars.

L'autopsie ne put être faite, mais l'examen des urines fait par M. Maire. pharmacien du service. dénotait une insuffisance hépatique et une insuffisance rénale. Cet examen fut fait à plusieurs reprises.

Observation XXVIII

Appendicite aiguë avec péritonite généralisée. Deux poches purulentes, pelvienne et sous hépatique. Opération. Guérison.

La nommée Stella R..., 21 ans.
Entrée le 28 janvier.
Opérée le 28 janvier, sortie guérie le 4 mars.

I. Histoire de la maladie. — Le 25 janvier, rien à noter si ce n'est quelques douleurs sourdes dans le ventre, le 26 au matin douleur brusque, que la malade *compare à un coup de poignard,* localisée dans le côté droit, douleur qui empêche la malade de se lever. Vomissements une heure après le début. Un médecin appelé conseille l'opération, la malade refuse; les phénomènes s'aggravent et le 28 au matin elle est opérée d'urgence par M. Roche.

II. Opération. — Opérateur M. Roche, interne. Chloroforme. Aussitôt la paroi ouverte il vient une cuillerée à bouche d'un pus blanc jaunâtre bien lié.

Au-dessous se trouve un amas de fausses membranes au milieu desquelles est un orifice de la largeur d'une pièce de cinquante centimes. Cet orifice conduit à l'appendice qui était caché par ces fausses membranes, on le libère et on le résèque. En explorant le petit bassin on évacue une grande quantité de pus mal lié semblable à du petit lait. En remontant le long du cœcum on évacue encore une nouvelle poche sous-hépatique d'un pus bien lié et de couleur chocolat. De la grande cavité péritonéale il y a un liquide séro-purulent (bouillon sale). On place des drains dans la fosse iliaque droite, sous le foie, dans le cul-de-sac de Donglas, dans la grande cavité péritonéale. Deux points de suture seulement sont placés deux angles de la plaie. Sérum intraveineux le jour de l'opération, sérum sous-cutané les jours suivants.

Amélioration rapide, le pouls qui au moment de l'opération était imperceptible et incomptable, est à 105 le soir de l'opération. La température restera encore à 38° les deux jours suivants pour tomber progressivement.

La malade sort guérie le 4 mars.

Observation XXIX

Appendicite aiguë avec pus dans la grande cavité péritonéale et masse dans le Douglas paraissant être une salpingite? Opération. — Guérison.

La nommée Anna Weinach..., 20 ans.
Entrée le 18 novembre à 11 heures du soir.
Opérée le 18 novembre.
Sortie guérie le 9 décembre.

I. Antécédents. — Il y a 14 mois, accouchement à terme, facile, sans incident. Depuis septembre, réapparition des règles qui sont irrégulières.

La malade ne souffre pas ordinairement dans le ventre, sauf de très légères douleurs passagères d'ailleurs.

II. Histoire de la maladie. — Depuis quelques jours la malade était mal en train.

Le 17 novembre 1900 dans l'après midi, après l'absorption d'un cachet d'antipyrine pour céphalée, la malade est prise brutalement d'une douleur dans le ventre, surtout localisée du côté droit. Cette douleur *est presque syncopale* et oblige la malade à se coucher. Le soir vomissement bilieux, fièvre. Le lendemain les phénomènes ne s'amendent pas : rétention d'urine, constipation.

Le 18 novembre à 11 heures du soir à son entrée à l'hôpital, la T. 39°5, le P. 115. Visage grippé, rétention d'urine.

Les douleurs abdominales sont extrêmement vives, la malade les localise dans la fosse iliaque droite principalement.

Au palper, l'abdomen est douloureux en totalité, mais surtout dans la fosse iliaque droite qui offre de la défense musculaire très marquée et un point de douleur exquise que la pression d'un seul doigt localise un peu au-dessous du Mac-Burney.

Au toucher. Utérus douloureux pendant la mobilisation. Dans le *cul-de-sac postérieur* on sent une *masse columineuse très douloureuse,* que la douleur empêche de limiter.

Le diagnostic d'appendicite est porté, la malade est opérée d'urgence.

III. Opération. — *Opérateur. M. Prat.* Après l'ouverture du ventre, latéralement le long du grand droit, l'épiploon enflammé est relevé; il s'écoule du pus mal lié de la cavité abdominale. L'appendice recherché, est trouvé dans le petit bassin où il plonge par sa pointe qui y est adhérente, il est ramené recouvert d'une fausse-membrane, il est en battant de cloche, à part cela il semble sain. Il est enlevé au thermocautère.

Le petit bassin est exploré. L'utérus est normal, sa face postéro-inférieure est adhérente à une masse qui est peut-être une salpingite.

Une mèche est mise dans le Douglas du côté des annexes gauches, il est fait de même à droite. Drains dans la cavité péritonéale et dans le petit bassin. Deux points de suture aux angles de la plaie.

Le lendemain matin, la T. 39°, le P. 110. Ballonnement du ventre plus prononcé que la veille. Douleurs moins vives.

A partir du 20 novembre, l'amélioration est progressive. Les mèches sont enlevées le 22 novembre, les drains retirés le 3 décembre.

A la sortie *le 9 décembre, cicatrisation de la plaie. Pas d'éventration.*

OBSERVATION XXX

Appendicite aiguë. Péritonite généralisée. Deux abcès suppurés. Opération. Guérison.

La nommée Isabelle Boud..., 30 ans.
Entrée le 14 mars au lit n° 20, salle Richard Vallace.
Opérée le 15 mars sortie *guérie* le 8 avril.

I. Histoire de la maladie. — Début de la maladie le 7 mars au moment des règles.

Douleur brusque en coup de pistolet dans l'abdomen pendant la nuit. Vomissements, état syncopal. Douleur généralisée dès le début à tout l'abdomen.

Quand elle entre à l'hôpital, le ventre est ballonné, peu douloureux, elle n'a pas de *point de Mac Burney*, vomissements verts, pouls à 100 mais fort, faciès péritonéal, langue sèche.

Toucher : Cul-de-sac gauche empâté, très douloureux, légère métrorrhagie.

On fait une réserve pour une péritonite de cause salpingienne.

II. Opération. — Opérateur M. Poirier. Chloroforme. — Incisision sous-ombilicale médiane. Anses intestinales vascularisées, distendues fausses membranes les accolant entre elles. Utérus petit, normal. Dans la fosse iliaque gauche on ouvre une poche suppurée contenant une grande quantité de pus fétide. A droite nouvelle poche suppurée moins volumineuse. On explore le petit bassin, les annexes gauches sont normales, à droite elles sont congestionnées non suppurées. Recherche systématique de l'appendice qui est *rétro-cœcal*, gangrené à la base et détaché du cæcum. Ligature du pédicule et ablation de la portion qui tenait encore au cæcum.

Lavage de la cavité péritonéale à l'eau bouillie et drainage. Drain dans le Douglas, drain rétro-cæcal, drain dans la grande cavité qui contient un liquide louche peu abondant (un demi-litre), suture de la paroi *en partie seulement*.

Dans la soirée, 1500 grammes de sérum sous-cutané. Le lendemain la langue est humide, le faciès bon, plus de vomissements, pouls à 80 et température normale.

La malade sort guérie le 8 avril.

Observation XXXI (Obs. recueillie en partie par un médecin de ville).

Appendicite aiguë, troisième crise; péritonite généralisée et abcès péricæcaux multiples. Opération. Guérison.

La nommée Agnès M..., âgée de 44 ans.
Entrée le 17 mars 1901.
Opérée le 18 mars sortie *guérie* le 8 avril.

I. Histoire de la maladie. — Souffre du côté droit du ventre depuis mars 1899, douleurs remontant très haut jusqu'au niveau du foie, mais ne l'obligeant pas à garder le lit.

Première crise au mois de janvier 1900 avec vomissements, fièvre, douleurs généralisées à toute la partie latérale droite du ventre, garde le lit quelques jours.

Deuxième crise en juillet 1900, mêmes symptômes.

Troisième crise en mars 1901. Depuis le 8 mars, douleurs généralisées mais plus vives dans la fosse iliaque droite, ventre ballonné, vomissements alimentaires puis verdâtres, température 38°3, pouls très petit à 91.

Quatrième crise, actuellement le 17 mars les symptômes généraux amendés, température 37°8, ventre douloureux mais seulement à droite, plus de vomissements, langue humide, empâtement dans la fosse iliaque droite au-dessous du bord antérieur de l'os iliaque.

II. **Opération.** Opérateur M. le docteur Poirier. — Laparotomie latérale. Paroi épaissie, infiltrée, péritoine pariétal adhérent au cœcum, abcès péricœcaux multiples, *dont un* sur le bord interne du cœcum, *un autre* au niveau de l'appendice qui plonge en partie au niveau du petit bassin, appendice entouré d'adhérences, ulcéré et perforé à sa pointe. *L'artère appendiculaire* saigne abondamment et est difficile à pincer, les *pinces sont laissées dans la plaie*. Résection de l'appendice, drains dans le Douglas, dans la grande cavité, sur le bord externe du cœcum, au niveau du pédicule de l'appendice par crainte d'hémorrhagie. Injection de sérum intraveineux.

Dès le soir de l'opération, la malade est mieux, la fièvre est tombée et le pouls est plus ample, meilleur. Elle sort guérie le 12 avril.

OBSERVATION XXXII

année 1899-1900.

Appendicite aiguë avec abcès péricœcal. — Appendice perforé. — Etat général grave, les lésions péritonéales n'étant cependant qu'au début. — Opération à la troisième crise. — Guérison.

Le nommé G..., 46 ans.
Opéré fin janvier 1899 au 3ᵉ jour de la crise.

I. **Histoire de la maladie.** — Deux crises antérieures, la dernière en décembre 1897. 3ᵉ crise début brusque. Douleurs au Mac Burney. Vomissements. Le 2ᵉ jour de la crise : T. 38°,8, pouls petit, filiforme, état général alarmant. Opération déclarée urgente.

II. **Opération.** Opérateur M. Poirier. — On arrive sur le

cœcum après dissection avec le doigt d'adhérences, molles, glutineuses, l'appendice assez court, présentant une perforation à 2 cent. du sommet, croise le détroit supérieur, sans descendre dans la cavité pelvienne; il contient un calcul stercoral. A la base d'insertion de l'appendice un foyer purulent s'est développé, ouverture de ce foyer, résection de l'appendice. Ici la péritonite n'est qu'à son début et si *l'état général du malade était manifestement fort grave*, les lésions péritonéales ne sont qu'à peine ébauchées, quelques adhérences glutineuses, quelque peu de rougeur et c'est tout. Large drainage de l'abcès, drainage péritonéal. Deux points de suture aux angles de la plaie. Amélioration rapide. Guérison. Le malade suivi depuis par le docteur Drouard n'a pas d'éventration, la cicatrice est résistante

Observation XXXIII

Appendicite aiguë avec calcul.—Péritonite septique généralisée
Opération. — Guérison.

Le nommé Maurice Tach..., 17 ans, boucher.
Entré le le 19 janvier 1899.
Opéré le 20 janvier, sorti guéri le 22 mars.

I. Antécédents. — Le petit malade est habituellement bien portant, il nous dit avoir eu, il y a 2 ans environ, une crise de douleurs abdominales, du côté droit, précédée de malaises, d'inappétence et de nausées, au début de la crise il eut une sensation de flux d'eau salée dans la bouche. Les phénomènes s'amendèrent au bout de quelques jours.

II. Histoire de la maladie. — Dans la nuit du 15 au 16 janvier le petit malade est agité, se réveille à plusieurs reprises mais n'a aucune douleur abdominale

Le 16, au matin pendant une demi-heure, il est pris de nausées et sa bouche se remplit d'un flux abondant d'eau salée, il peut enfin se lever.

Mais à 10 heures il commence à souffrir dans la fosse iliaque droite, le maximum de la douleur est au Mac Burney. Des vomissements surviennent, aucun aliment ne peut être pris.

A 4 heures les douleurs sont plus violentes et le malade est forcé de s'aliter, il a des frissons répétés. La nuit est mauvaise les douleurs sont plus violentes.

Le 17, accentuation des phénomènes.

Le 18, les douleurs deviennent extrémement vives, les moindres mouvements sont très douloureux (douleur exquise dans la fosse iliaque).

Le malade a une selle diarrhéique.

Le 19, vomissement. Il entre le soir à l'hôpital (11 heures).

Le 20, au matin, état général grave. Faciès grippé. Douleurs extrémement vives, hyperesthésie remarquable, il ne peut supporter l'exploration : T. 39°,8, P. 112.

III. **Opération**. Opérateur M. le docteur Poirier. — Le malade endormi (éther), on constate un empâtement net dans la fosse iliaque droite. Laparotomie latérale. A l'ouverture du péritoine 1 litre de liquide séro-sanguinolent s'échappe, il est peu odorant, rempli de fausses membranes. Les anses intestinales sont adhérentes, agglutinées les unes aux autres. L'appendice volumineux (grosseur de l'index), contenant un coprolithe immobilisé à son tiers moyen, est perforé au-dessus du calcul, on le résèque. Deux drains sont placés, l'un dans la grande cavité péritonéale, l'autre dans la fosse iliaque.

Le soir, la température a baissé, l'état général est meilleur. L'amélioration continue.

Le 28 janvier, le drain péritonéal est supprimé, la plaie est en voie de cicatrisation.

Le 4 février, le second drain est enlevé. L'état général est bon. Le malade sort complètement rétabli le 22 mars.

Nous avons revu le malade en février 1901, il n'a pas trace d'éventration, la santé depuis l'opération a toujours été très bonne.

OBSERVATION XXXIV

Appendicite aiguë. — Petite cavité de péritonite enkystée. —
Opération. — Guérison.

Le nommé Louis Lef..., 16 ans, garçon livreur.
Entré le 2 mai 1899.
Opéré le 2 mai, sorti guéri, 28 mai.

I. Histoire de la maladie. — Le malade est pris brusquement dans la nuit du 1er mai d'une douleur dans tout le ventre, localisée surtout à droite, et qui a persisté jusqu'au matin. Il entre à l'hôpital le 2 mai (service du docteur Bourey).

Nous voyons le malade à 4 heures de l'après-midi. Le ventre n'est ni tendu ni ballonné, et l'on ne sent dans la fosse iliaque aucun empâtement, mais une douleur vive est réveillée à la pression au point de Mac-Burney ; en outre, douleur épigastrique très nette, constipation. Temp. 39°8, pouls 130, pas de vomissements, quelques râles crépitants au niveau de l'aisselle droite. Nous portons le diagnostic de crise appendiculaire.

Nous téléphonons à M. Poirier, qui vient opérer à 7 heures.

II. Opération. — Opérateur M. Poirier.

Après section des parties molles, on ouvre une petite cavité de péritonite enkystée de la grosseur d'une noix et renfermant un liquide citrin. L'appendice, long de 9 centimètres, renferme des matières stercorales, il adhère par son extrémité libre à la fosse iliaque, quelques adhérences existent également au niveau de son extrémité cœcale. Résection de l'appendice.

Pas de drain. Suture. Pansement.

Dans la nuit qui suit. Vomissements porracés. Temp. 39°2, pouls 100, et douleurs dans le ventre.

Le 3 au matin, en présence de l'état grave, nous faisons sauter les points de suture et nous drainons.

Le soir la température est encore à 40°, mais les douleurs sont amendées (TEMPÉRATURE PULMONAIRE). Ventouses.

Les jours suivants la température baisse, la toux cesse et le malade sort guéri le 24 mai.

Ce malade a été revu en février 1901. Il ne présente pas d'éventration, sa santé s'est toujours maintenue excellente.

OBSERVATION XXXV

Appendicite aiguë. — Perforation de l'appendice avec matières stercorales dans le péritoine. — Péritonite généralisée où l'opération fut tardive. — Mort.

Le nommé Constant Og... 29 ans.
Entré le 21 juillet 1899.
Opéré le 26 juillet. Mort le 1er août.

1. Histoire de la maladie. — *En octobre 1898, crise d'appendicite avec vomissements, fièvre.*

En janvier 1899. 2e crise, durée 4 jours, et depuis cette époque conserve un point épigastrique douloureux.

Le 19 juillet. En courant pour rejoindre un omnibus est pris brusquement d'une violente douleur dans la fosse iliaque droite, cependant il peut rentrer chez lui, mais cette douleur augmente pendant la nuit.

Le 21 juillet. Il peut venir à pied à l'hôpital : Le faciès n'est point mauvais, les douleurs ont diminué, la fosse iliaque est empâtée, le ventre est sensible au toucher, la temp. 38°4, le pouls 108.

Le 22 juillet, le ventre est ballonné, le pouls est fréquent.

Le 23 juillet, ventre ballonné, 2 vomissements porracés, faciès péritonéal anxieux.

Le 24 juillet, râles pulmonaires.

Le 26 juillet. État grave, l'opération est décidée.

II. Opération. Opérateur M. Poirier. — Appendice rétro-cœcal, peu volumineux, à parois épaisses, ne renferme pas de calcul mais présente une *perforation*.

Matières stercorales dans le péritoine qui est très congestionné ainsi que les anses grêles, aucune fausse membrane.

Résection de l'appendice.

L'état reste grave et le malade meurt le 1er août.

L'observation est muette sur les causes ayant entraîné la mort. De même nous n'avons retrouvé aucun détail indiquant pourquoi l'opération fut différée ; peut-être le malade était-il dans un service de médecine, nous ne saurions le dire, le carton d'observation ne contenant que les indications précédentes.

<h3 style="text-align:center">OBSERVATION XXXVI</h3>

Appendicite aiguë. — Péritonite généralisée. — Opération. — Guérison

Le nommé Henri L..., 16 ans.
Entré le 25 juillet 1899.
Opéré le 25 juillet, sort *guéri* le 20 septembre.

I. Histoire de la maladie. — Pris brusquement, le 20 juillet, d'une douleur dans l'abdomen, il quitte son travail et n'entre à l'hôpital que le 25 juillet : Ballonnement du ventre, douleurs à droite, état général grave, pouls à 130, T. 39°, faciès péritonéal. Opération déclarée urgente.

II. Opération. — Opérateur M. Chifoliau, interne.

Laparotomie latérale. Gros foyer suppuré, au niveau de la fosse iliaque droite 1/2 litre de pus fétide. Résection de l'appendice sous-cœcal. Pus extrêmement abondant dans la grande cavité péritonéale, dans le petit bassin. C'est alors qu'on se décide à faire une contre-ouverture à gauche. On draine largement par six drains. Injection intraveineuse de sérum.

Amélioration rapide, guérison, sort le 20 septembre de l'hôpital.

Le malade est revu en décembre, on ne constate aucune éventration, la santé générale est excellente.

OBSERVATION XXXVII

Appendicite aiguë suppurée avec péritonite généralisée. —
Opération. — Guérison.

Le nommé Paul Mare..., 21 ans.
Entré le 5 octobre 1899.
Opéré le 6 octobre, sorti guéri le 8 novembre.

I. Histoire de la maladie. — Depuis le mois de septembre le malade souffrait du ventre, douleurs sourdes, irradiant dans tout l'abdomen et ayant été accompagnées à plusieurs reprises de fièvre et de vomissements, cependant le malade avait pu continuer son travail, mais le 3 octobre il est pris d'une douleur plus violente, douleur localisée dans la fosse iliaque droite. Il entre à l'hôpital le 5 octobre, en médecine, et le 6 octobre il est passé en chirurgie.

II. Opération. — État général grave, pouls à 130. T. 38°,2. Hyperesthésie cutanée manifeste ; sous le chloroforme, on put examiner le malade plus facilement. Empâtement de la fosse iliaque droite. Paroi abdominale bombée à ce niveau. Laparotomie latérale. 1/2 litre de pus est évacué. Recherche de l'appendice rétro cæcal. Il est entouré de fausses membranes et à son niveau on ouvre un abcès.

L'abcès évacué, on résèque l'appendice. Dans le bassin, on ouvre une nouvelle collection purulente. Drainage, plaie béante. Sérum intraveineux. Amélioration progressive.

Le malade revu quelques mois plus tard ne présentait pas d'éventration ; la santé s'était maintenue parfaite.

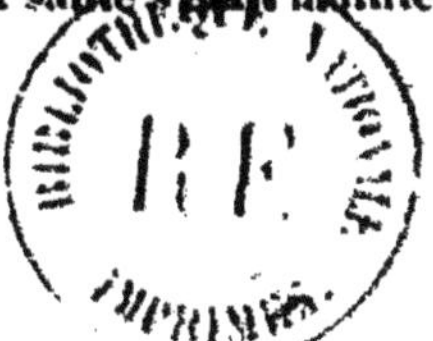

CHAPOX   7

OBSERVATION XXXVIII

Appendicite aiguë. — Péritonite généralisée. — Abcès rétro-cæcal. — Opération, guérison.

Le nommé Edmond Cost..., 20 ans, orfèvre.
Entré le 31 octobre 1899.
Opéré le 31 octobre.
Sorti *guéri*, le 25 novembre.

I. Histoire de la maladie. — Le malade est éveillé au milieu de la nuit par une douleur violente au niveau de la fosse iliaque droite. Vomissements alimentaires. Frissons. Courbature. Le lendemain matin, 31 octobre, il rentre à l'hôpital où il est opéré d'urgence.

Pouls 120, température 38°2.

II. Opération. — Opérateur, M. Chifoliau, interne. — Éther. Laparotomie latérale. Le cœcum est contourné et l'on trouve à sa partie postérieure (*abcès rétro-cæcal*) un abcès contenant un demi-litre de pus fétide. L'appendice est trouvé à ce niveau tordu sur lui-même et adhérent à la fosse iliaque droite. Il est de la grosseur du pouce, long de 7 cm., il ne contient pas de calcul. Résection. Exploration du bassin où tout est normal. Les anses grêles sont congestionnées et une sérosité abondante s'écoule de la grande cavité péritonéale. Drainage par deux drains, l'un péritonéal, l'autre rétro-cœcal. Suture des angles de la plaie. Pansement. Sérum intraveineux, 1 litre.

Le soir de l'opération, le pouls est à 95 et la température est encore à 38°. Mais les douleurs se sont amendées et le malade se trouve mieux.

Amélioration progressive ; le malade sort guéri le 25 novembre 1899.

Nous avons été voir le malade à son domicile, la santé générale est bonne, il ne présente pas d'éventration.

Observation XXXIX

Appendicite suppurée. — Foyer suppuré senti à la palpation, enkysté entre les anses grêles et l'épiploon. — Opération. — Guérison. — L'appendice ne put être enlevé.

Le nommé Louis Bes..., 21 ans, employé.
Entré le 20 novembre 1899.
Opéré le 24 novembre.
Sorti *guéri*, le 7 février 1900.

I. Histoire de la maladie. — Le 1er novembre, le malade ressentit au milieu de son travail un point douloureux localisé dans la fosse iliaque droite, mais il put continuer son travail ; le lendemain la douleur avait disparu, mais le malade avait des frissons, il était mal en train. Il garda le lit. Les douleurs revenaient dans les jours suivants, fugitives, peu accentuées, elles étaient accompagnées de maux de tête violents, d'inappétence, l'état général n'était point mauvais, c'était, au dire du malade, une série de malaises prolongés et se répétant à petits intervalles La langue était mauvaise, la température variait de 37°2 à 37°5. La constipation était opiniâtre.

Le 17 novembre, le malade en se palpant le ventre sent une « boule » au niveau de la fosse iliaque.

Il rentre à l'hôpital, le 20 novembre.

A ce moment la douleur avait disparu, l'état général était bon, mais le malade était sans appétit ; langue sale, constipation opiniâtre. Ce qui l'inquiétait surtout c'était la « boule » qu'il avait senti dans son ventre.

En effet on sent dans la fosse iliaque droite derrière le grand droit et empiétant un peu à gauche de la ligne médiane un placard induré, à contours mal délimités, non douloureux à la pression (notons qu'il n'y avait pas de défense musculaire). On pense à une masse d'épiploon induré, peut-être péritonite tuberculeuse, le malade toussant depuis 3 ou quatre mois, ayant eu quelques crachats sanguinolents, et présentant au sommet gauche des signes nets d'induration pulmonaire, craquements, matité.

La température est de 37°5 ; le pouls à 92.

Cependant les jours suivants la température monte à 38°2 ; le pouls est à 105, et la palpation réveille de la douleur au niveau du placard induré. L'opération est décidée pour le 24.

11. **Opération.** — Chloroforme. Opérateur M. Poirier. Laparotomie latérale.

On tombe sur un abcès à parois très épaisses. Cet abcès recouvert en avant par une grosse masse d'épiploon enflammé est délimité en arrière par les anses grêles agglutinées. L'abcès est rompu, un demi-litre de pus s'en écoule. On recherche le cœcum, on essaie de le contourner mais les adhérences sont si solidement établies qu'on renonce à les détruire et à *rechercher l'appendice qui est laissé en place* et qu'on n'a point vu durant tout le temps de l'opération.

Drainage du foyer. Pansement. Sérum sous-cutané.

L'amélioration fut fort lente, et les drains ne purent être enlevés définitivement que le 35° jour de l'opération. On tenta en effet de les enlever à plusieurs reprises, mais la température montait et l'état général devenait inquiétant, force était de les remettre. Quand la suppuration fut enfin arrêtée on put les retirer. Peu à peu les fonctions de l'intestin se rétablissent, la santé générale s'amende et le malade peut sortir le 7 février, la plaie est complètement cicatrisée, il n'a plus besoin de pansement.

L'opéré revu en avril 1901, dit n'avoir jamais souffert depuis l'intervention, la paroi n'a point bougé.

OBSERVATION XL.

Appendicite aiguë. — Abcès péri-appendiculaire localisé. —
Opération. — Guérison.

Le nommé Victor Ley...., 40 ans, charron.
Entré le 13 février 1900.
Opéré le 14 février. Sorti *guéri* le 21 mars.

I. Histoire de la maladie. — Depuis un an environ le malade avait fréquemment des douleurs dans le ventre, accompagnées de vomissements alimentaires, de constipation. Cependant il ne fut jamais alité.

Le 9 février : Il se sentit fatigué, il eut quelques coliques et des nausées, il put reprendre son travail.

Le lundi 12 février, à 7 heures du matin au milieu de ses occupations, il fut pris de vomissements verdâtres, mais à ce moment il ne souffrait nullement ; à 9 heures, brusquement il est pris d'une douleur violente dans la fosse iliaque droite, douleur bien limitée, les vomissements avaient alors cessé. Le malade était constipé et n'était pas allé à la selle depuis trois jours.

A son entrée à l'hôpital le 13 février 1900. Douleurs violentes localisées dans la fosse iliaque droite exaspérées par le moindre frôlement. Défense musculaire à droite seulement. La fosse iliaque gauche se déprime facilement et n'est que peu douloureuse.

Langue sèche. Anorexie, mais état général bon. Temp. 37°6. Pouls 92.

On propose l'opération, le malade la refuse.

Le 14 février, la température 39°, le pouls est encore bon, mais les douleurs sont plus violentes, elles n'ont point été calmées par les applications de glace, on propose de nouveau l'opération, elle est acceptée.

II. Opération. *Opérateur M. Poirier. Chloroforme.*

Laparotomie latérale. Abcès périappendiculaire rétro-cœcal contenant environ 300 grammes de pus bien lié.

Recherche de l'appendice rétro-cœcal. Résection de l'appendice très dilaté contenant un calcul stercoral.

Aucune perforation. Drainage de l'abcès. Suture des angles de la plaie. Amélioration rapide. Guérison définitive le 21 mars 1900.

OBSERVATION XLI

Appendicite à froid (5 crises successives). Appendice
adhérant à la fosse iliaque. Opération, guérison.

Le nommé Pierre Web..., 23 ans.
Entré le 10 juillet 1899.
Opéré le 10 juillet, sorti guéri le 20 juillet.

I. Histoire de la maladie. — Le malade a eu cinq crises nettement appendiculaires, espacées du mois de novembre 1898 au 10 juillet 1899. Crises caractérisées par douleurs brusques, vomissements, ni fièvre ni frisson.

Dernière crise 1er juillet caractérisée par douleurs brusques, douleurs que le malade localise avec beaucoup de netteté au Mac-Burney. Vomissements, pas de fièvre. Pas d'empâtement de la fosse iliaque où l'on sent seulement à la partie inférieure quelque chose roulant sous le doigt.

II. Opération. Opérateur M. Poirier. — Pas d'adhérences épiploïques. Appendice petit (5 ou 6 cm.) bas situé, rattaché à la partie inférieure de la fosse iliaque par de nombreuses et fortes adhérences ménageant entre elles une série de cryptes et de niches « comme autant de petites chapelles latérales ».

L'appendice est coudé au niveau du cœcum, des adhérences se branchent sur lui à ce point qu'il paraît bifurqué.

Section des adhérences. Ligature du méso. Ablation de cet appendice qui ne contient pas de corps étranger.

Petit drain retiré au bout de 24 heures. Suture. Réunion parfaite au bout de dix jours.

Le malade revu six mois après son opération est en parfaite santé. Il ne souffre plus et ne présente pas trace d'éventration.

OBSERVATION XLII

Appendicite aiguë avec appendice perforé à son extrémité et communiquant avec l'iléon. — Peu de lésions péritonéales. — Plusieurs crises antérieures. — Opération. — Guérison (1).

Le nommé Félix Kel...

Opéré le 18 décembre 1899, le deuxième jour de la crise. *Guérison.*

I. Histoire de la maladie. — *En mai 1899*, après une grande fatigue *première crise d'appendicite.* Douleurs dans la fosse iliaque. Vomissements. Constipation. Tumeur pâteuse à ce niveau.

Etat général grave. Fièvre.

Traitement médical. AMÉLIORATION NOTABLE, MAIS DOULEURS SOURDES PERSISTANTES.

En septembre et novembre 1899 deux nouvelles crises d'une durée de trois jours.

Quatrième attaque en décembre 1899. Douleurs brusques au milieu de la nuit localisées dans la fosse iliaque droite. Vomissements. Frissons. M. Poirier appelé en consultation conseille l'opération immédiate. (Voir planche II).

II. Opération. — Opérateur M. Poirier. — A l'ouverture du ventre on constate l'absence d'adhérence, mais une rougeur manifeste sur la dernière portion de l'iléon, le cœcum est normal ; la première partie de l'appendice est également normale ; en suivant celui-ci on constate qu'il se termine en *massue* et est

(1) Recueillie dans les notes personnelles de M. le docteur Poirier.

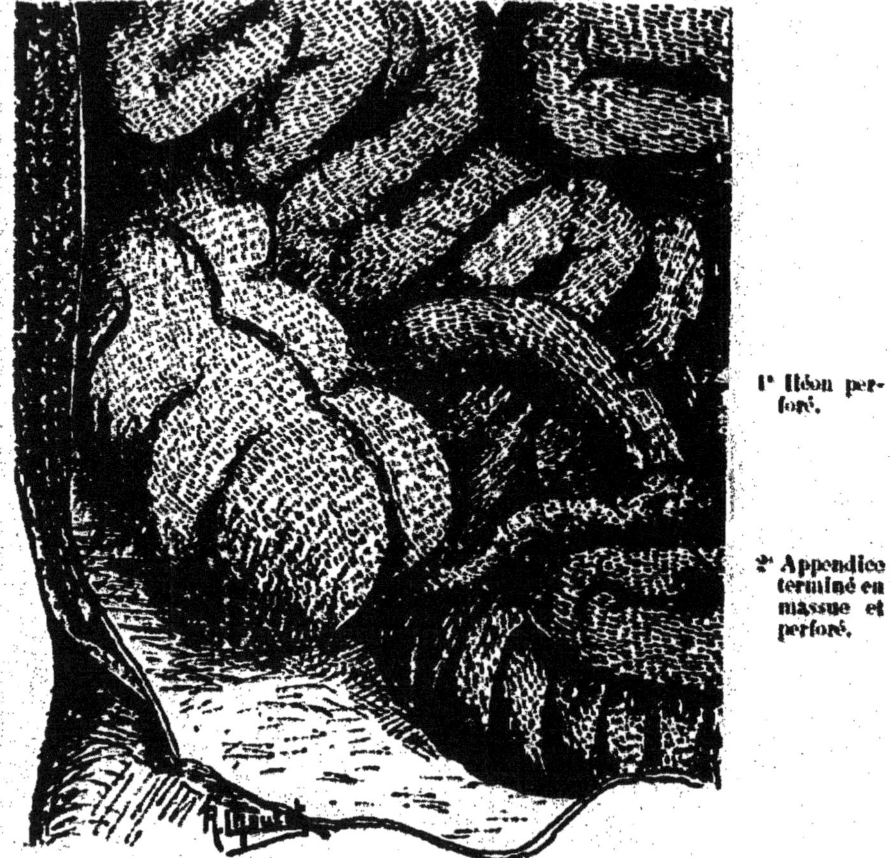

Planche II. — Sur cette planche, on voit l'appendice terminé en massue et perforé à son extrémité. Il adhérait à ce niveau à l'iléon, à 14 cent. de la valvule. Ici les organes sont vus libérés de leurs adhérences.

collé à l'iléon à 14 centimètres environ de la valvule. On détache de nombreuses adhérences autour de cette massue, et enfin, en la décollant de l'iléon on voit que l'appendice perforé s'est vidé dans l'intestin grêle. Deux points de suture sont appliqués, sur la perforation de l'iléon. L'appendice est réséqué. Drainages suites normales. (Voir planche II).

OBSERVATION XLIII

Appendicite aiguë, avec péritonite généralisée. — Appendice perforé et détaché. — Deux abcès collectés. — Operation à la deuxième crise. — Guérison.

Le nommé Mill..., 24 ans.
Opéré le 7 février 1900 le troisième jour de la crise. Guérison.

I. Antécédents. — En 1895, fièvre typhoïde, durée un mois, en 1898, service militaire : douleur pendant huit jours dans la fosse iliaque droite à la suite d'un saut élevé.

II. Histoire de la maladie. — PREMIÈRE CRISE. Début dans la nuit du 10 au 11 août 1899 par douleurs vagues dans le ventre. Le lendemain promenade en voiture, douleurs continues dans la fosse iliaque droite, déchirements, fièvre, le soir à 9 heures grosseur sensible au doigt. douleurs très violentes à la palpation, le malade s'alite. Traitement médical. Sangsues. Cataplasmes. Le 16 août amendement des phénomènes. Le 21 le malade se lève.

Après cette première crise, dans les mois qui suivent, élancements dans la fosse iliaque droite calmés par le repos de quelques heures. Vers la fin de décembre 1899 et commencement de janvier 1900 régime plus fatigant (diners, marches longues, courses à bicyclette), douleurs plus fréquentes et plus fortes.

DEUXIÈME CRISE. — Le dimanche soir 4 février 1900, légères coliques. douleurs musculaires dans les cuisses, à 10 heures du soir douleurs violentes dans la fosse iliaque droite. Fièvre. Vomissements.

M. Poirier appelé en consultation conseille l'opération qui est différée par la famille. Mais le 7 les phénomènes généraux se sont aggravés, le faciès est grippé, le pouls à 115, la T. 38°2. L'opération est cette fois demandée par la famille.

III. **Opération.** — Opérateur M. Poirier. De la grande cavité péritonéale s'écoule un liquide séreux fétide (un litre environ) ; l'appendice est perforé et détaché, la partie qui reste appendue au cœcum est réséquée.

Un vaste abcès en contact avec l'arcade crurale est ouvert.

Un autre plus petit sous le méso-appendice est également vidé.

Un vaste drainage péritonéal est établi, deux drains sont également placés au niveau des deux abcès.

Deux points de suture aux angles de la plaie.

Suites normales. Guérison. Le malade revu par le docteur Drouard est complètement remis. Il n'a pas d'éventration, et cependant il s'est livré depuis à tous les sports pénibles.

OBSERVATION XLIV

Appendicite opérée à froid sans calcul. — Crises périodiques. Opération. — Guérison.

Le nommé Jean Red..., 31 ans, maçon.
Entré le 6 février 1900.
Opéré le 20 février, sorti guéri le 7 mars.

I. **Histoire de la maladie.** — Entre à l'hôpital pour des douleurs violentes dans la fosse iliaque droite.

En 1897 le malade avait été pris de frissons, de douleurs violentes dans la fosse iliaque droite, douleurs accompagnées de céphalées, constipation opiniâtre, fièvre 40°. Pas de vomissements. Il a été soigné dans le service de M. Talamon à Tenon (sangsues, cataplasmes laudanisés, régime lacté absolu), les symptômes cessent (durée 8 jours).

En 1898 deux ou trois crises semblables (durée 8 jours). *Depuis le commencement de 1899* des crises analogues se sont succédé revenant presque régulièrement tous les mois et durant de 2 à 3 jours.

Le 2 février 1900 le malade a une nouvelle crise qui cesse après deux jours de repos.

Dans la nuit du 4 au 5 février le malade est pris d'une crise terrible de douleurs iliaques, elles se prolongent toute la nuit et le malade entre à l'hôpital le 6 février.

II. **Examen à l'hôpital.** — Les douleurs sont considérablement atténuées quand le malade est examiné à 11 heures du matin. L'état général est bon, température 37°, pouls normal, pas de vomissements.

La malade n'a pas été à la selle depuis deux jours.

L'inspection ne montre point de voussure dans la fosse iliaque droite ni de ballonnement.

Palpation douloureuse à droite, défense musculaire qui disparut deux jours après son entrée, point de Mac-Burney très net. Masse indurée dans la partie inférieure de la fosse iliaque droite, *mais peut-être cette masse fait elle partie de la paroi ?*

Donc, quand le malade entrait à l'hôpital, il n'avait nul phénomène infectieux et l'amélioration du symptôme douleur fut rapide, aussi l'opération put être reculée jusqu'au 20 février.

III. **Opération.** Opérateur. M. P. Poirier. La paroi abdominale est incisée, elle ne présente rien de particulier.

On tombe sur le cœcum qui apparaît fixé par un *voile d'adhérences filamenteuses vascularisées*, adhérences épaisses et fortes entourant le cœcum comme d'une gaine et le rattachant aux anses intestinales voisines.

Elles sont disséquées et coupées après ligatures.

L'appendice court (longueur 5 cent.), de la grosseur d'une

plume d'oie, apparaît, légèrement incurvé en V et élargi à sa base.

Il est réséqué, à la section les parois sont indurées et très épaissies et ne contiennent pas de calcul.

Fermeture du ventre par un premier plan musculo périto-néal, un deuxième aponévrotique, puis plan cutané. *On ne draine pas.*

Réunion par première intention.

Les fils sont enlevés le 8ᵉ jour. Guérison.

Le malade revu au mois de mars 1901 ne souffre plus et ne présente aucune trace d'éventration.

Observation XLV

Appendicite aiguë avec masse inflammatoire occupant la partie droite du bassin. — Appendice perforé. — Le diagnostic avait été porté étranglement interne. — Première opération. — Deuxième opération. — Abcès pre-utérin. — Guérison.

La nommée C..., 31 ans.
Opérée fin février 1899, au deuxième jour de sa crise.

Histoire de la maladie; examen de la malade et opération (1). — Santé générale excellente, aucune crise antérieure.

En pleine santé est prise de douleurs brusques et mal locali-sées au niveau du ventre. Arrêt des matières et des gaz. Vomis-sements alimentaires, puis fécaloïdes survenus 2 heures après les douleurs. Pouls petit à 120, T. 36°5.

Ce qui est remarquable dans cette observation, c'est l'absence complète de tout symptôme localisant l'affection.

Rien dans les fosses iliaques, les douleurs occupent seule-ment la cavité pelvienne; par le toucher vaginal on constate de

(1) Rapportée d'après les notes personnelles de M. Poirier.

l'empâtement à droite *et en avant de l'utérus*. Je pensai à une inflammation péri-utérine sans doute annexielle ayant entraîné la formation d'adhéreuces. Comme les symptômes d'étranglement dominaient, je fis une laparotomie médiane sous-ombilicale, puis détachant un gâteau d'adhérences occupant la partie droite du petit bassin, je ne tardai pas à trouver l'appendice rouge à sa base, tuméfié et perforé vers son sommet, adhérent aux annexes de ce côté.

Libération complète des anses intestinales facile, car les adhérences récentes, étaient molles; résection de l'appendice, drainage.

Tout alla très bien pendant une huitaine de jours, quand la malade accusa, avec une reprise de la température, des mictions très fréquentes et douloureuses.

Au toucher, je constatai une collection pré-utérine. La malade fut de nouveau endormie, et par la plaie de la première opération, j'allai ouvrir avec le doigt une collection purulente (2 à 300 grammes) située en avant de l'utérus.

Drainage.

La fièvre tomba immédiatement et la guérison survint sans plus d'incident.

OBSERVATION XLVI

Appendicite séreuse — Foyer limité. — L'appendice n'a pas été réséqué. — Opération. — Guérison.

La nommée Henriette Griy..., 22 ans.
Entrée le 16 mars 1899.
Opérée le 20 mars 1899, sortie guérie le 16 avril.

1 **Histoire de la maladie.** Pas de passé génital. La malade souffre depuis quelques jours de coliques, elle entre à l'hôpital sur l'avis de son médecin avec le diagnostic d'appendicite.

A son entrée pas de température, 37°2.

Etat général bon. Pouls normal.

Défense de la paroi à peine marquée ; quelques douleurs vagues irradiant dans l'abdomen et mal localisées, pas de vomissements. Diagnostic hésitant.

Le 19 au soir douleurs plus fortes localisées dans la fosse iliaque droite. T. 37°9 ; pouls normal ; état général excellent Foyer, saillant à paroi au-dessus de l'arcade crurale. Fluctuation nette. Diagnostic ferme. Opération décidée.

II Opération. Opérateur M. Chifoliau.

Sous le chloroforme, on constate très facilement foyer fluctuant qui bombe à la paroi au-dessus de l'arcade crurale droite.

Le toucher ne peut être pratiqué.

Incision parallèle à l'arcade. Issue de liquide séreux (1 litre de liquide, n'a pas été analysé) contenu dans des poches sous-cœcales faites de fausses-membranes et résistantes. Nulle part sous le cœcum l'appendice n'est senti, peut-être est-il atrophié et fusionné dans le voile épais de fausses-membranes soudées au cœcum et à la fosse iliaque. *Force fut de laisser l'appendice.* Drainage et réunion par première intention. Pas de suppuration. Guérison rapide.

Nous avons revu la malade au mois de mars 1901, la cicatrisation est parfaite et la santé s'est toujours maintenue excellente.

Observation XLVII

Appendicite à répétition. Opérée à froid. Guérison.

La nommée Maria Boury, 23 ans.
Entrée le 13 mars 1899.
Opérée le 11 avril, sortie guérie le 4 juin.

1. **Histoire de la maladie.** — 3 crises douloureuses en novembre 1898 en février et mars 1899.

Quand la malade rentre à l'hôpital (sur le conseil de son médecin) les phénomènes aigus ont complètement disparu.

II. Opération le 11 avril. — Opérateur M. Chifoliau, interne des hôpitaux. Incision parallèle à l'arcade crurale. Excision de l'appendice augmenté de volume (de la grosseur du pouce) en position basse. Drainage, suture, suppuration d'une soie qui est éliminée au bout d'un mois.

Guérison le 4 juin. La malade est revue six mois après l'intervention, la guérison est définitive, il n'y a pas d'éventration.

OBSERVATION XLVIII

Appendicite aiguë avec masse épiploïque au niveau de la fosse iliaque droite. Opération. Guérison.

La nommée Marie Per..., 20 ans.
Entrée le 3 avril en médecine.
Passée en chirurgie et opérée d'urgence le 11 avril. *Sortie guérie* le 12 juin.

I. Histoire de la maladie. — Appendicite aiguë avec réaction péritonéale violente traitée en médecine jusqu'au 11 avril.

A son entrée en chirurgie, tympanisme, vomissement, P. 130 T. 38°2. Véritable plaque de blindage dans la fosse iliaque droite. Au toucher rien de particulier.

II. Opération. — Opérateur M. Chifoliau. Incision parallèle à l'arcade crurale droite. Dans la région appendiculaire pus (une cuillerée à bouche environ). Infiltration énorme de l'épiploon remontant très haut. Appendice latéro cœcal remontant très haut du côté du foie et noyé dans la gangue épiploïque. Après dissection il est réséqué. Drainage, suture des angles de la plaie. Sérum sous-cutané 1 litre.

Le 16 avril l'état général est grave, température 39°, P. 120.

Douleurs abdominales, tympanisme. Contre-incision à gauche, drainage à ce niveau.

Le 17 avril, amendement des douleurs abdominales, mais T. 38°9, p. uls 120. La malade a de violentes céphalées, l'aile droite du nez est tuméfiée, le 18 au matin le diagnostic d'érysipèle est posé. A partir du 22 les phénomènes généraux décroissent, l'amélioration sera progressive.

La plaie n'est fermée complètement que le 28 mai et la malade sort guérie le 12 juin.

OBSERVATION XLIX

Appendicite opérée à froid, quatre crises antérieures. Adhérences de l'appendice aux annexes droites. Pas de drainage, guérison.

La nommée Marie Tén..., 33 ans.
Entrée le 6 mai 1899.
Opérée le 16 mai. Sortie guérie le 8 juin.

I. Histoire de la maladie. — Pour cette observation nous n'avons que les détails relevés sur le cahier d'opération. *Quatre crises* d'appendicite depuis 1892. Dernière crise en avril 1899. Fièvre, vomissements, douleurs brusques localisées dans la fosse iliaque. A son entrée à l'hôpital, gâteau épiploïque au niveau de la fosse iliaque. Au toucher empâtement des culs-de-sac, mais ils ne sont nullement douloureux.

II. Opération. — Opérateur M. Chifoliau. Laparotomie latérale. Le gâteau épiploïque relevé, l'appendice en position base apparaît gros (de la grosseur du doigt), induré à son *extrémité qui est soudée aux annexes droites par des adhérences filamenteuses et très vascularisées.*

Section après ligature des adhérences, résection de l'appendice.

Suture, sans drainage. Guérison.

(Malheureusement cette observation n'est point complète ; les poussées appendiculaires sont-elles survenues au moment des règles ? C'est ce que nous ne saurions dire. Y a-t-il eu ici en un mot une relation entre la congestion ovarienne et la poussée d'appendicite ? Peut-être !)

Observation L

Appendicite (de cause externe) chronique chez une femme qui a été opérée d'un kyste de l'ovaire. La soie placée sur le pédicule ovarien étranglant l'extrémité de l'appendice. — Opération. — Guérison.

La nommée Mélanie Poll..., 34 ans.
Entrée le 8 mai 1899.
Opérée le 19 mai. Sortie guérie le 26 juin.

I. Histoire de la maladie. — La malade avait été opérée en 1897 en province d'un kyste de l'ovaire droit et 4 mois après l'opération elle eut des crises douloureuses intermittentes, douleurs nettement localisées dans la fosse iliaque, vomissements *pendant les périodes douloureuses, œdème du membre inférieur droit.*

II. Opération. Opérateur M. Poirier. — Chloroforme. Laparotomie latérale. Appendice adhérent, plaqué contre les vaisseaux iliaques. Dissection difficile de haut en bas. Le sommet de l'appendice adhère au bord supérieur du ligament large dans la région du pédicule ovarien. En ce point maximum d'adhérences.

En ce moment un fil de soie en contact intime avec l'appendice est extrait. — Ruptures des adhérences, résection de l'appendice. Drain. Suture. Guérison définitive.

La malade revue cette année en avril, ne souffre plus.

Observation LI

Appendicite aiguë avec péritonite purulente généralisée. Opération. — Guérison.

La nommée Gabrielle Lab..., 16 ans.
Entrée le 24 mai 1899.
Opérée le 24 mai, sortie guérie le 20 juin 1899.

I. **Histoire de la maladie.** — 1re crise. Début 22 mai. Douleurs en coup de fusil au milieu du travail.

D'abord localisées à la fosse iliaque droite, irradiant depuis le 23 dans tout le ventre.

Dès les premiers phénomènes la malade a dû cesser tout travail. Le 23 au soir vomissements. Etat général, mauvais. Frissons. Fièvre. La malade n'a pas eu de selle depuis le 21 mai.

A son entrée à l'hôpital le 24 mai. Etat général très grave. Température 38°5.

Pouls, petit à 120. Facies péritonéal. Vomissements verdâtres. Point de Mac-Burney très net. Défense de la paroi. Le toucher ne peut être pratiqué, la malade étant vierge.

II. **Opération.** Opérateur M. le docteur Poirier. Chloroforme. Laparotomie latérale. Epiploon très congestionné. Pus dans la grande cavité abdominale. Intestin grêle congestionné. Appendice ascendant coudé à sa base, recouvert des anses grêles congestionnées qui lui sont adhérentes. — Résection de l'appendice. — Drainage — Injection intraveineuse de sérum. — Amélioration rapide. Guérison.

Observation LII

Appendicite aiguë, foyer suppuré rétro-cœcal. Contenu : gaz et liquide fétide. Opération, guérison.

La nommée Jeanne Beaug..., 34 ans.
Entrée le 1er juin 1869 (soir).
Opérée le 2 juin, sortie guérie le 2 juillet.

I. **Histoire de la maladie.** — Début le 25 mai. Au milieu de la nuit la malade est réveillée par une douleur violente à la fosse iliaque droite. Un médecin ordonne des cataplasmes laudanisés.

Les douleurs sont moins violentes les jours suivants, mais l'état général s'aggravant, elle entre à l'hôpital.

Douleurs peu violentes dans la fosse iliaque droite, la pression la réveille, légère défense de la paroi droite, empâtement à ce niveau.

T. 38°5. Pouls normal. Faciès fatigué. Constipation depuis le début de la crise.

Le toucher ne donne aucun renseignement.

II. **Opération.** Opérateur M.   . — Laparotomie latérale. Foyer suppuré rétro-cœcal enveloppé d'une coque épaisse de fausses membranes. En même temps que s'échappe de cet abcès un pus fétide, des bulles de gaz viennent s'ouvrir à la surface du liquide. Lavage au sérum.

Drain rétro-cœcal. Réunion partielle de la paroi.

Amélioration rapide des phénomènes, guérison le 2 juillet

Observation LIII

Appendicite suppurée ayant simulé salpingite droite. Laparotomie médiane. Mort.

La nommée Anne Bonn..., 41 ans.
Entrée le 20 juin 1899.

Opérée le 27 juin morte le 7 juillet.

I. Histoire de la maladie. — Femme ayant eu plusieurs grossesses. Le dernier accouchement datant de 1893. Depuis douleurs dans le ventre s'irradiant dans les cuisses, néanmoins la malade ne s'alite pas.

Depuis le mois de juin douleurs plus vives irradiant dans le ventre, perte de l'appétit, vomissements, pas de constipation. Fièvre.

Le ventre légèrement ballonné est très douloureux à la palpation, légère défense de la paroi non localisée à la fosse iliaque. Aucun signe appendiculaire.

Au toucher le cul de sac droit est saillant, très douloureux, il est fluctuant. Le col est gros, entr'ouvert.

Le diagnostic de salpingite droite est porté.

II. Opération. Opérateur M. Poirier. Chloroforme. — Laparotomie médiane. Tumeur latéro utérine droite formée par l'épiploon recouvrant les anses grêles congestionnées. En décollant l'épiploon issue de pus fécaloïde (1 litre environ).

Appendice perdu dans le magma épiploïque et très adhérent, gros, avec extrémité sphacélée. Résection de l'appendice.

Les annexes droites tombées dans le cul-de-sac postérieur sont saines.

Drainage. Suture partielle de la paroi. Le soir injection de sérum sous-cutané, introduction d'air sous la peau, emphysème du cou et de la poitrine.

La température reste à 38°, l'état général s'aggrave, la malade meurt le dixième jour après l'opération.

L'observation est muette sur les conditions post opératoires qui entraînèrent la mort, l'autopsie n'ayant pu être pratiquée. Mais l'opération fut tardive.

OBSERVATION LIV

*Appendicite aiguë avec quelques lésions péritonéales consistant
en adhérences molles. Opération. Guérison.*

La nommée Isabelle Vieil...
Entrée le 6 juillet 1899.
Opérée le 8 juillet. Sortie guérie le 23 juillet.
Nous n'avons aucun détail sur cette observation. Le cahier
d'opération portant cette simple mention :
« *Laparotomie latérale pour appendicite aiguë accompagnée
de quelques lésions péritonéales consistant en adhérences
molles. Résection de l'appendice. Drainage. Guérison* ».

OBSERVATION LV

*Appendicite chronique. Douleurs localisées à la fosse iliaque
droite depuis 3 ans. Opération. Guérison.*

La nommée Blanche Jous...., 25 ans.
Entrée le 10 juillet 1899.
Opérée le 12 juillet. Sortie guérie le 1er août.

1. Histoire de la maladie. — Depuis 1896 souffre de douleurs dans la fosse iliaque droite, douleurs exagérées par les
exercices physiques (bicyclette).

En 1895 la malade aurait eu une appendicite traitée médicalement et pendant un an jusqu'en 1896, aucune douleur, depuis
douleurs continuelles, mais aucune crise semblable à celle
de 1895.

Les douleurs sont continuelles, très nettement localisées à la
fosse iliaque droite. La palpation et le toucher ne donnent
aucun renseignement.

La malade demande à être opérée.

II. **Opération**. — Opérateur M. X.

Laparotomie latérale. Opération malaisée en raison des couches de graisse que l'on rencontre. Appendice rétro-cœcal. Long. 9 centimètres. Collé contre la fosse iliaque par des adhérences paraissant anciennes. Dissection difficile de l'appendice à cause du voisinage des vaisseaux iliaques. Résection. Drainage. Suture. Drain enlevé le deuxième jour. Cicatrisation rapide.

La malade sort guérie le 1er août. Revue en avril 1901. Les douleurs n'existent plus, la santé s'est maintenue parfaite.

Observation LVI

Appendicite suppurée avec poche purulente dans le Douglas. Le diagnostic avait été salpingite double. Laparotomie médiane. Résection de l'appendice malade. Guérison..

La nommée Hortense Den...., 37 ans.
Entrée le 26 septembre 1899.
Opérée le 29 septembre. Sortie guérie le 30 octobre.
Nous n'avons pas l'histoire de la malade. Le résultat seul de l'opération est consigné sur le cahier.

I. **Opération**. — Opérateur M. Auvray, chirurgien des hôpitaux. Chloroforme. Laparotomie médiane. Abcès situé dans le Douglas. Rupture de cet abcès dans le ventre. Contre-incision latérale à droite. Recherche de l'appendice en érection, long de 9 centimètres, descendant en arrière de l'utérus. Résection. Annexes et utérus sains.

Drains. Guérison.

La malade revue le 10 janvier 1901 va très bien.

Observation LVII

*Appendicite aiguë avec deux abcès périappendiculaires. —
Opération. — Guérison.*

La nommée Marie Riset.., 17 ans.
Entrée le 8 octobre 1899.
Opérée le 8 octobre, sortie guérie le 13 novembre.

I. **Histoire de la maladie.** *Début le 6 octobre* par douleurs violentes dans la fosse iliaque droite. Repos au lit. *Le 7 octobre* douleurs plus vives, frissons, vomissements alimentaires.

Le 8 octobre à son entrée à l'hôpital : T.. 38° 2 ; pouls 92. État général mauvais ; langue sale ; vomissements verdâtres ; douleurs très vives dans la fosse iliaque droite ; constipation ; n'a pas eu de selle depuis quatre jours.

Empâtement au niveau de la fosse iliaque droite ; hyperesthésie plus marquée à droite. Rien au toucher.

II. **Opération.** Opérateur M. Lœvy, interne des hôpitaux. — Chloroforme.

Laparotomie latérale ; appendice latéro-cœcal et adhérent au cœcum, étranglé à sa base qui forme un V très aigu ; sphacélé à son extrémité ; cœcum congestionné ; résection de l'appendice. Deux petits abcès latéro-cœcaux sont ouverts, contenant 2 cuillerées de pus ; drainage ; suture partielle de la paroi.

Amélioration progressive ; guérison.

Observation LVIII

*Appendicite chronique coïncidant avec néphroptose. Opération.
Guérison.*

La nommée Marie Scheil... 35 ans.
Entrée le 24 octobre 1899.

Opérée le 13 novembre, sortie guérie le 25 novembre.

I. Histoire de la maladie. — Crises appendiculaires nombreuses ; caractérisées par douleurs brusques dans la fosse iliaque droite. Fièvre ; état général mauvais ; vomissements. Dernière crise en septembre 1899.

A l'examen. Rein droit flottant non douloureux. Dans la fosse iliaque aucune trace d'inflammation antérieure. Au toucher ; col entrouvert, bifide ; cul-de-sac droit douloureux ; utérus normal.

La malade demande l'opération.

II. Opération. Opérateur M. X.... — Chloroforme. *Laparotomie médiane*, examen systématique du petit bassin où tous les organes sont trouvés sains. Exploration de l'appendice petit ; *adhérent au cœcum* ; il est dur, sclérosé, ne contient pas de calcul. Résection ; drain (enlevé le 2ᵉ jour) ; suture ; guérison.

La malade revue au service (6 mois après l'opération) ne ressent plus aucune douleur.

OBSERVATION LIX (voir planche III).

Appendicite opérée à froid. Crises périodiques revenant avec les règles. Adhérences de l'appendice avec les annexes droites. Guérison.

La nommée Emma Sim..., 19 ans.
Entrée le 2 décembre 1899.
Opérée le 7 décembre. Sortie guérie le 20 décembre.

I. Histoire de la maladie. — Passé de crises appendiculaires revenant périodiquement tous les mois, et cela depuis les premières règles qui datent de 4 années, crises caractérisées par douleurs violentes limitées à la fosse iliaque, vomissements fréquents, constipation opiniâtre au moment des crises.

A la palpation, la fosse iliaque est libre mais on sent descendant vers le petit bassin un cordon dont la pression détermine de la douleur.

Au toucher, dans le cul-de-sac droit on sent une petite masse *douloureuse*, à gauche on n'a pas la même sensation et la pression ne détermine pas de douleur.

II. Opération. Opérateur M. le docteur Poirier. — On trouve un appendice en V dont l'angle répondrait à la partie moyenne de l'appendice avec latéralement deux replis limitant deux fossettes appendiculo-pariétales, l'une interne, l'autre externe à fond répondant à la fosse iliaque.

De plus le sommet du V adhère par un voile membraneux vascularisé aux annexes droites, on dut lier les adhérences membraneuses avant de les sectionner. En outre, l'angle du V répondait à un petit noyau de sclérose divisant l'organe en deux cavités secondaires qui ne contenaient d'ailleurs ni matières fécales ni corps étrangers. Drain enlevé au bout de 24 heures, suites opératoires des plus simples (voir planche III).

OBSERVATION LX

*Appendicite aiguë avec adhérences celluleuses péri-
appendiculaires. Opération. Guérison.*

La nommée Marthe Martin..., 26 ans.
Entrée le 3 décembre 1899.
Opérée le 14 décembre. Sortie guérie le 14 janvier 1900.

I. **Histoire de la maladie.** — Diagnostic difficile par la présence d'accidents métro-annexiels qui au début pouvaient légitimement faire croire à une salpingo-ovarite droite. Néanmoins, depuis un an, à la suite d'une violente douleur dans le côté droit du bas-ventre la malade a cessé tout travail. Elle a eu souvent des vomissements bilieux et alimentaires, s'accompagnant de douleur dans la fosse iliaque droite.

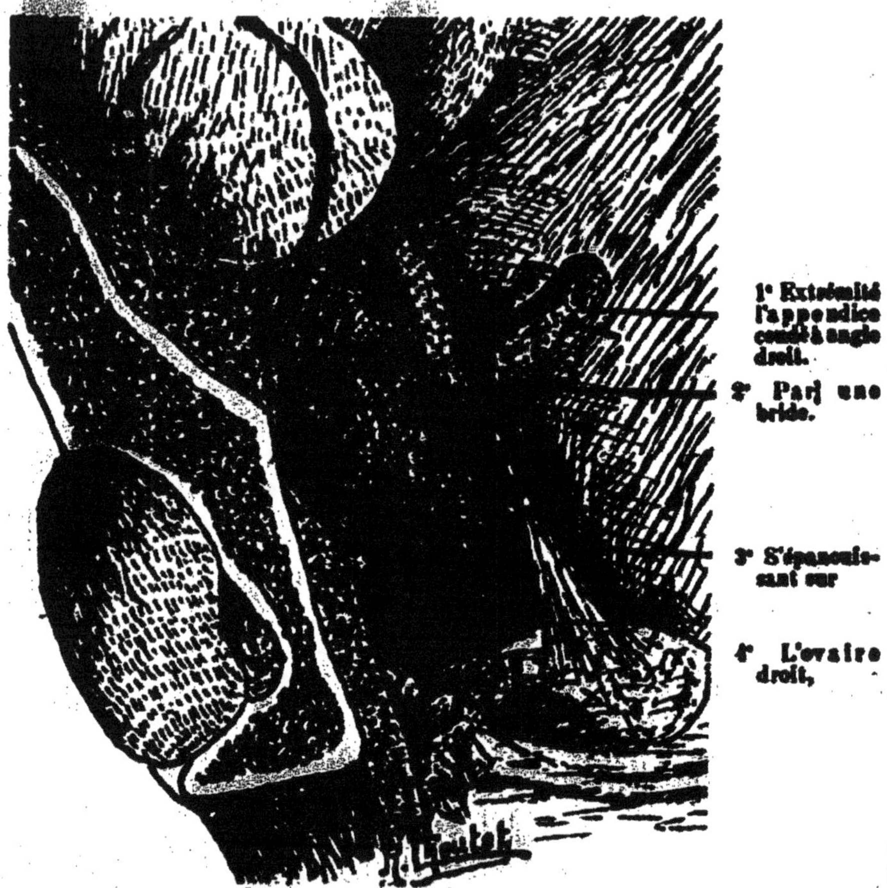

Planche III. — Ici on voit partant du cœcum l'appendice coudé en son milieu par une bride qui l'étrangle. bride qui ensuite va s'épanouir sur l'ovaire droit. (Voir obs. LIX.)

Le 27 novembre, douleurs vives du côté droit de l'abdomen, vomissements, *diarrhée*, les règles surviennent le 29 et durent 5 à 6 jours ; les règles passées, les douleurs de ventre continuent et la malade rentre à l'hôpital.

La fosse iliaque droite est empâtée, douloureuse, cependant la palpation profonde est possible. Au toucher, cul-de-sac latéral droit douloureux.

Après hésitation on diagnostique appendicite.

11. Opération. Opérateur M. Poirier. — Laparotomie latérale. Appendice long de 9 centimètres, *très vascularisé* et revêtu d'adhérences celluleuses, l'appendice peut être facilement libéré et réséqué. Rien d'annexiel.

Drain, suture partielle.

La malade sort guérie le 14 janvier.

OBSERVATION LXI

Ovarite avec appendicite aiguë (crises fréquentes). Ablation des organes malades et résection de l'appendice adhérent à l'ovaire droit. Guérison.

La nommée Honorine Perr..., 34 ans.
Entrée le 18 janvier 1900.
Opérée le 27 janvier. Sortie guérie le 4 mars.

1. Histoire de la maladie et antécédents. — Réglée à l'âge de 15 ans et depuis régulièrement. Première grossesse à 24 ans, suites de couches fébriles, reste alitée deux mois. Deuxième grossesse à 26 ans, suites de couches fébriles. *Depuis cette époque* la malade souffre continuellement du ventre, *les douleurs sont plus violentes au moment des règles. En septembre 1899*, elle eut une crise violente de douleurs localisées dans *la fosse iliaque droite* avec irradiations dans l'aine et la cuisse droite.

Elle consulte un médecin qui conseille l'opération, mais les douleurs cédant après quelques jours de repos, elle préfère se traiter médicalement.

En octobre 1899, au moment des règles, nouvelle poussée qui est calmée par des cataplasmes laudanisés.

En janvier 1900, troisième poussée.

Douleurs violentes dans tout le ventre, mais sans localisation précise ; fièvre, état général mauvais ; constipation (la malade étant quelquefois quatre jours sans aller à la selle).

Elle entre le 18 janvier salle Richard Wallace. T. 39° ; pouls, 88 ; langue sale ; inappétence ; constipation ; *douleurs sourdes irradiant* dans le ventre ; état général mauvais ; défense de la paroi ; exploration difficile ; rien de spécial dans la fosse iliaque droite.

Au toucher, col bifide entr'ouvert, utérus un peu gros en antéversion, *cul-de-sac latéral droit* très sensible, la moindre pression est douloureuse, on y sent cependant une masse qui semble indépendante de l'utérus, mais il est difficile d'en apprécier la grosseur tant les douleurs sont vives. *A gauche* douleurs également vives. On ne sent pas de masse à ce niveau.

Le diagnostic est hésitant, cependant on penche plutôt pour une salpingite droite.

II. **Opération**. — Opérateur M. Poirier. Chloroforme ; Laparotomie médiane. Les organes du petit bassin sont examinés, l'ovaire droit est de la grosseur d'une mandarine, il est recouvert d'adhérences épaisses qui conduisent jusqu'au niveau de l'appendice qui est en érection, étranglé à son tiers inférieur. Près de sa base au niveau du cœcum un petit abcès est ouvert. Résection de l'appendice tendu par des adhérences entre le cœcum et la masse ovarienne droite. Ablation de l'ovaire droit qui contient 4 à 5 cuillerées de pus. L'ovaire gauche est laissé ; drains : suture partielle.

Six jours après cette opération, l'état général s'aggrave, pouls petit, phénomènes d'occlusion intestinale.

Une deuxième opération est entreprise.
Une bride coudant l'intestin est détruite.

On explore à nouveau les organes du petit bassin. On draine largement. Injection de sérum intra-veineux. Amélioration progressive des phénomènes. Guérison.

Observation LXII

*Appendicite aiguë avec péritonite généralisée suppurée. —
Opération. — Guérison.*

La nommée Marie Nicol..., 20 ans.
Entrée, 3 février 1900.
Opérée, 3 février 1900, sortie guérie le 4 mars.

I. Histoire de la maladie. — (Observation ne contenant que les détails relevés sur le cahier d'opération.)

Douleur classique. Empâtement à droite. Vomissements depuis 2 jours. P., 180, T., 39°2.

Constipation opiniâtre. État général mauvais.

II. Opération. Opérateur, M. Chiffolias. — Chloroforme. Cœcum adhérent en arrière.

Décollement. Issue de pus de la grande cavité péritonéale. Foyer rétro-cœcal ouvert. Appendice ascendant perforé à sa partie moyenne, sphacélé à son insertion cœcale.

Ligature portant sur le cœcum.

Drain rétro-cœcal et péritonéal. Sérum intra-veineux.

Amélioration rapide de tous les symptômes.

Pas de fistule stercorale. Guérison.

CONCLUSION

1° Dans l'appendicite, le diagnostic des lésions anatomiques est très difficile, souvent impossible ; les rapports entre les symptômes et la gravité de l'infection n'étant pas toujours en raison directe.

2° Le diagnostic de l'appendicite aiguë est relativement facile même dans les premières heures ; la temporisation expose à des dangers, l'opération à chaud est d'autant moins dangereuse au contraire qu'elle est plus tôt pratiquée et plus largement pratiquée.

3° Donc sous toutes ses formes et à tous ses degrés, opérer le plus hâtivement possible une appendicite aiguë comme une hernie étranglée dès le diagnostic établi ; ouvrir largement le péritoine et rechercher aussi laborieusement et aussi loin qu'il le faut, l'appendice et le réséquer en totalité.

BIBLIOGRAPHIE

Ouvrages parcourus.

1° Travaux d'ensemble.

DIEULAFOY. — *Acad. de méd.*, 1896, et *Press. méd.*, 1896, *Manuel de pathologie interne.*

TALAMON. — *App. et pérityphlite.* — Bibliothèque Charcot-Debove, 1892.

JALAGUIER. — *Traité de chir.* de Duplay et Reclus.

LEJEUNE. — *Monographies*, 1897-1898.

MONOD et VANVERTS. — Encyclopédie scientifique des aide-mémoire (*Monographie*), 1898.

2° Appendicite et annexite.

BARNSBY (Henry). — *Thèse*, Paris, 1898.

BÉRARD. — Situation pelvienne de l'app. in *thèse* Dormoy-Lyon, 1897.

BOUILLY. — App. et annexite (*Semaine gynécol.* 8 octobre 1897).

BINKLEY. — Relations entre la salpingite et l'app. *Amerie. Journ. of obstet.*, 1894.

BUDIN. — App. et ann. (Discuss. Soc. obst., 1897).

CROONON. — Adhérences de l'app. avec organes avoisinants dans les opérations intra-abd. *Thèse*, Lyon, 1893-1894.

Clado. — Ligament appendiculo-ovarien. *Société de Biologie*, 1892.

Poirier. — Situation de l'app. *Traité d'an.*, t. iv, page 317.

Pozzi. — App., *Bull. Soc. de chir.*, octobre 1898. Adh. de l'app. aux pyosalp. droits. *Bull. Soc. de chir.*, t. xvi, 1898, p. 750.

3° Appendicite et complications vésicales

Masson. — In *thèse*, Paris, 1898. Etude des complic. vésicales dans l'appendicite.

Wladoff. — App. ouvertes dans la vessie, in *thèse*, Lyon, 1898.

Damien-Masson. — Complications vésicales, in *thèse*, Paris, 1898-1899.

4° Appendicite chronique.

Prouerel. — App. chroniques, in *thèse*, Paris, 1899-1900.

Beux. — App. chroniques. Résection à froid de l'app. (*Presse médicale*, 1897. p. 208-210).

Quénu. — Trait de l'app. chron. (*Journ. des praticiens*, avril 1898).

Rastoul. — App. chronique, in *thèse*, Paris, 1900.

5° Appendicite et complications intestinales.

Villaret. — App. ouvertes dans l'intestin, *Thèse*, Lyon, 1898.

6° Discussions sur l'appendicite dans les sociétés savantes, congrès ou journaux.

Les principales de ces discussions, en France, ont eu lieu à LA SOCIÉTÉ DE CHIRURGIE en 1890, 92, 93, 94, 95, 96, 98, 99, 1901 ; À LA SOCIÉTÉ MÉDICALE DES HOPITAUX en 1895, 96, 97 ;

A L'ACADÉMIE DE MÉDECINE, 1896-97 (v. les tables des bulletins de ces sociétés).

POIRIER. — Traitement de l'app. (séance du 23 janv. 1901) (voir *Bull. et Mém. de Soc. de chir de Paris*, n° 3, t. XXVII.

DELAGÉNIÈRE. — Congrès de chirurgie, 1897.

SOURMILLE. — Soc. anat., 1894, p. 447.

BARNSBY. — Soc. anat. 1898, *loco citato.*

DOLÉRIS. — *Bull. de la Soc. d'obst. et de gynéc. de Paris*, 11 oct. 1897.

PETERSON. — *Americ. gynecol. and obst. J. Ann.*, 1900, XVI, p. 240-241.

LEGUEU. — Soc. anat., 1892, p. 56.

7° Dernières thèses parues sur l'appendicite

PINDRAY. — Difficulté du diag. dans les cas de hernies crurales concomitantes, in *thèse* Paris, 1898-1899.

COTTIER. — Avenir des appendiculaires, in *thèse* Paris, 1898-1899.

LECORNEY. — Traitement, de l'appendicite in *th.* Paris 1898-1899.

DUBOIS. — *App. et hystérie*, 1898-1899.

PESQUEREL. — *App. chronique.*

BÉRA. — Compl. post. opér. imméd. et éloignées in *thèse* Paris 1898-1899.

CHEVALIER. — App. pelvienne. in *thèse* Paris.

TABLE DES MATIÈRES

PREMIÈRE PARTIE

DEUXIÈME PARTIE

www.ingramcontent.com/pod-product-compliance
Ingram Content Group UK Ltd.
Pitfield, Milton Keynes, MK11 3LW, UK
UKHW020212130726
13696UKWH00002B/878